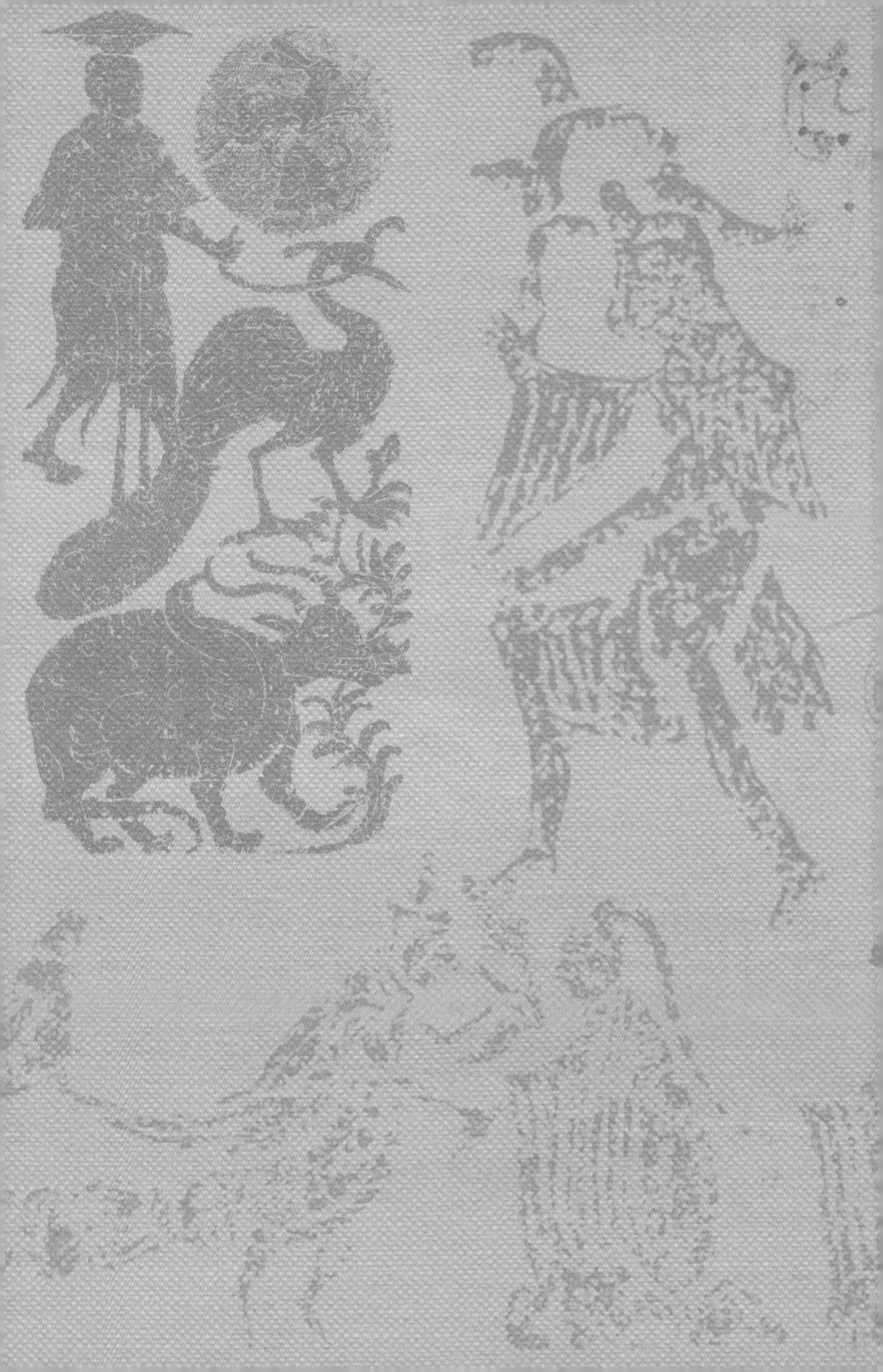

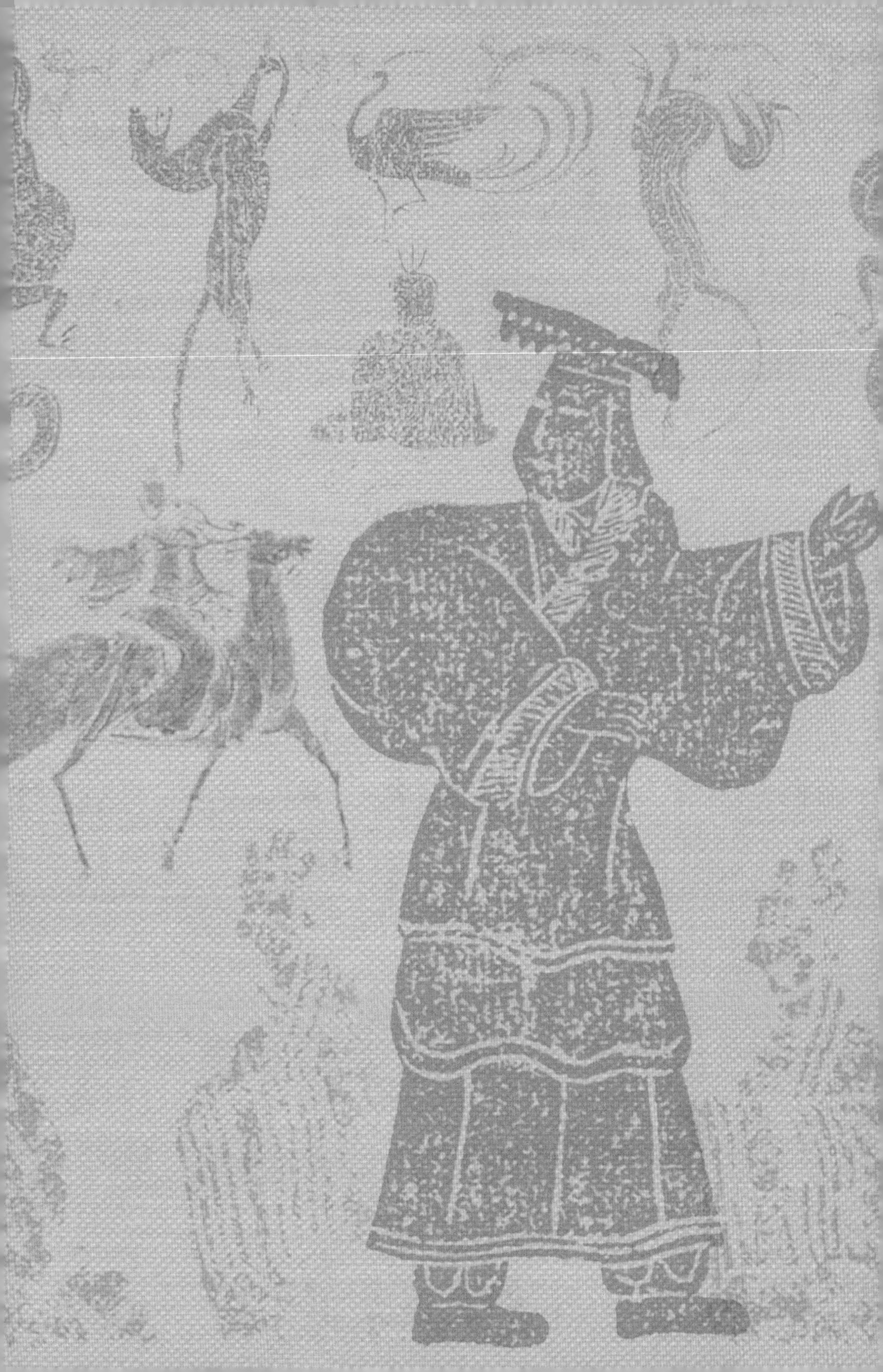

中国古医籍整理丛书（续编）

四时病机

清·邵登瀛　辑

张伟娜　王腾飞　郝鸣昭　校注

全国百佳图书出版单位
中国中医药出版社
·北　京·

图书在版编目（CIP）数据

四时病机 /（清）邵登瀛辑；张伟娜，王腾飞，郝鸣昭校注 . -- 北京：中国中医药出版社，2024.8

（中国古医籍整理丛书 . 续编）

ISBN 978-7-5132-8023-5

Ⅰ . ①四… Ⅱ . ①邵… ②张… ③王… ④郝… Ⅲ . ①中医典籍－中国－清代 Ⅳ . ① R2-52

中国国家版本馆 CIP 数据核字 (2023) 第 008145 号

中国中医药出版社出版

北京经济技术开发区科创十三街 31 号院二区 8 号楼

邮政编码　100176

传真　010-64405721

北京盛通印刷股份有限公司印刷

各地新华书店经销

开本 710×1000　1/16　印张 15.75　字数 177 千字

2024 年 8 月第 1 版　2024 年 8 月第 1 次印刷

书号　ISBN 978 – 7 – 5132 – 8023 – 5

定价　68.00 元

网址　www.cptcm.com

服务热线　010-64405510

购书热线　010-89535836

维权打假　010-64405753

微信服务号　zgzyycbs

微商城网址　https://kdt.im/LIdUGr

官方微博　http://e.weibo.com/cptcm

天猫旗舰店网址　https://zgzyycbs.tmall.com

如有印装质量问题请与本社出版部联系（010-64405510）

中医药古籍文献传承工作项目管理办公室

主　任　王振国

副主任　宋咏梅　张丰聪

成　员　周　扬　王春燕　范　磊　陈　聪　相光鑫

前 言

中医药古籍是中华优秀传统文化的重要载体，也是中医药学传承数千年的知识宝库，凝聚着中华民族特有的精神价值、思维方法、生命理论和医疗经验，也是现代中医药科技创新和学术进步的源头和根基。保护好、研究好和利用好中医药古籍，是弘扬中华优秀传统文化、传承中医药学术、促进中医药振兴发展的必由之路，事关中医药事业发展全局。

中共中央、国务院高度重视中医药古籍保护与利用，有计划、有组织地开展了中医药古籍整理研究和出版工作。特别是党的十八大以来，一系列中医药古籍保护、整理、研究、利用的新政策相继出台，为守正强基础，为创新筑平台，中医药古籍事业迈向新征程。《中共中央 国务院关于促进中医药传承创新发展的意见》《关于推进新时代古籍工作的意见》《“十四五”中医药发展规划》《中医药振兴发展重大工程实施方案》等重要文件均将中医药古籍的保护与利用列为工作任务，提出要加强古典医籍精华的梳理和挖掘，推进中医药古籍抢救保护、整理研究与出版利用。国家中医药管理局专门成立了“中医药古籍工作领导小组”，以加强对中医药古籍保护、整理研究、编辑出版以及古籍数字化、普及推广、人才培养等工作的统筹，持续推进中医药古籍重大项目的规划与组织。

2010年，财政部、国家中医药管理局设立公共卫生资金专项“中医药古籍保护与利用能力建设项目”。2018年，项目成果结集为《中国古医籍整理丛书》正式出版，包含417种中医药古籍，内容涵盖了医经、基础理论、诊法、伤寒金匮、温病、本草、方书、内科、外科、女科、儿科、伤科、眼科、咽喉口齿、针灸推拿、养生、医案医话医论、医史、临证综合等门类，时间跨越唐、宋、金元、明以迄清末，绝大多数是第一次校注出版，一批孤本、稿本、抄本更是首次整理面世。第九届、第十届全国人大常委会副委员长许嘉璐先生听闻本丛书出版，欣然为之作序，对本项工作给予高度评价。

2020年12月起，国家中医药管理局立项实施“中医药古籍文献传承专项”。该项目承前启后，主要开展重要古医籍整理出版、中医临床优势病种专题文献挖掘整理、中医药古籍保护修复与人才培训、中医药古籍标准化体系建设等4项工作。设立“中医药古籍文献传承工作项目管理办公室”，负责具体管理和组织实施、制定技术规范、举办业务培训、提供学术指导等，全国43家单位近千人参与项目。本专项沿用“中医药古籍保护与利用能力建设项目”形成的管理模式与技术规范，对现存中医药古籍书目进行梳理研究，结合中医古籍发展源流与学术流变，特别是学术价值和版本价值的考察，最终选定40种具有重要学术价值和版本价值的中医药古籍进行整理出版，内容涉及伤寒、金匮、温病、诊法、本草、方书、内科、外科、儿科、针灸推拿、医案医话、临证综合等门类。为体现国家中医药古籍保护与利用工作的延续性，命名为《中国古医籍整理丛书（续编）》。

当前，正值中医药事业发展天时地利人和的大好时机，中医药古籍工作面临新形势，迎来新机遇。中医药古籍工作应紧紧围绕新时代中医药事业振兴发展的迫切需求，持续做好保护、整理、研究与利用，努力把古籍所蕴含的中华优秀传统文化的精神标识和具有当代价值、世界意义的文化精髓挖掘出来、提炼出来、展示出来，把中医药这一中华民族的伟大创造保护好、发掘好、利用好，为建设文化强国和健康中国、助力中国式现代化、建设中华民族现代文明、实现中华民族伟大复兴贡献更大力量。

中医药古籍文献传承工作项目管理办公室

2024 年 3 月 6 日

许序

“中医”之名立，迄今不逾百年，所以冠以“中”字者，以别于“洋”与“西”也。慎思之，明辨之，斯名之出，无奈耳，或亦时人不甘泯没而特标其犹在之举也。

前此，祖传医术（今世方称为“学”）绵延数千载，救民无数；华夏屡遭时疫，皆仰之以度困厄。中华民族之未如印第安遭染殖民者所携疾病而族灭者，中医之功也。

医兴则国兴，国强则医强。百年运衰，岂但国土肢解，五千年文明亦不得全，非遭泯灭，即蒙冤扭曲。西方医学以其捷便速效，始则为传教之利器，继则以“科学”之冕畅行于中华。中医虽为内外所夹击，斥之为蒙昧，为伪医，然四亿同胞衣食不保，得获西医之益者甚寡，中医犹为人民之所赖。虽然，中国医学日益陵替，乃不可免，势使之然也。呜呼！覆巢之下安有完卵？

嗣后，国家新生，中医旋即得以重振，与西医并举，探寻结合之路。今也，中华诸多文化，自民俗、礼仪、工艺、戏曲、历史、文学，以至伦理、信仰，皆渐复起，中国医学之兴乃属必然。

迄今中医犹为国家医疗系统之辅，城市尤甚。何哉？盖一则西医赖声、光、电技术而于20世纪发展极速，中医则难见其进。二则国人惊羡西医之“立竿见影”，遂以为其事事胜于中医。然西医已自觉将入绝境：其若干医法正负效应相若，甚或负远逾于正；研究医理者，渐知人乃一整体，心、身非如中世纪所认定为二对立物，且人体亦非宇宙之中心，仅为其一小单位，与宇宙万象万物息息相关。认识至此，其已向中国医学之理念“靠拢”矣，虽彼未必知中国医学何如也。唯其不知中国医理何如，纯由其实践而有所悟，益以证中国之认识人体不为伪，亦不为玄虚。然国人知此趋向者，几人？

国医欲再现宋明清高峰，成国中主流医学，则一须继承，一须创新。继承则必深研原典，激清汰浊，复吸纳西医及我藏、蒙、维、回、苗、彝诸民族医术之精华；创新之道，在于今之科技，既用其器，亦参照其道，反思己之医理，审问之，笃行之，深化之，普及之，于普及中认知人体及环境古今之异，以建成当代国医理论。欲达于斯境，或需百年欤？予恐西医既已醒悟，若加力吸收中医精粹，促中医西医深度结合，形成21世纪之新医学，届时“制高点”将在何方？国人于此转折之机，能不忧虑而奋力乎？

予所谓深研之原典，非指一二习见之书、千古权威之作；就医界整体言之，所传所承自应为医籍之全部。盖后世名医所著，乃其秉诸前人所述，总结终生行医用药经验所得，自当已成今世、后世之要籍。

盛世修典，信然。盖典籍得修，方可言传言承。虽前此50余载已启医籍整理、出版之役，惜旋即中辍。阅20载再兴整理、出版之潮，世所罕见之要籍千余部陆续问世，洋洋大观。

今复有“中医药古籍保护与利用能力建设”之工程，集九省市专家，历经五载，董理出版自唐迄清医籍，都400余种，凡中医之基础医理、伤寒、温病及各科诊治、医案医话、推拿本草，俱涵盖之。

噫！璐既知此，能不胜其悦乎？汇集刻印医籍，自古有之，然孰与今世之盛且精也！自今而后，中国医家及患者，得览斯典，当于前人益敬而畏之矣。中华民族之屡经灾难而益蕃，乃至未来之永续，端赖之也，自今以往岂可不后出转精乎？典籍既蜂出矣，余则有望于来者。

谨序。

第九届、十届全国人大常委会副委员长

許嘉璐

二〇一四年冬

校注说明

一、内容概述

本温病著作《四时病机》14卷，附《温毒病论》1卷、《女科歌诀》6卷、《经验方》1卷，清人邵登瀛辑。此书为邵氏家传本，其中《经验方》是邵炳扬在其曾祖邵登瀛所辑三书基础上的补辑，篇幅极少，因此，又称为《邵氏医书三种》。此书成书不晚于清嘉庆二十二年（1815），传抄甚广，初刊时间约为清光绪六年（1880）。此书理论阐述与临床实践相结合，辨证精当，发挥旁通，易于习用，具有较好的学术价值和应用价值。

二、校注方法

本次整理以序跋内容完备、版刻清晰完好的清光绪六年（1880）震泽庄元植署刻光绪十六年（1890）印本（简称“刻本”）为底本，以清宣统元年（1909）江南医学公会校正上海文瑞楼石印本（简称“石印本”）为校本进行校勘。部分内容据《内经》《伤寒论》《南阳活人书》《本草纲目》《瘟疫论》《尚论篇》《温热暑疫全书》《绛雪园古方选注》等书进行他校。

本次整理以对校法为主，并结合本校、他校、理校等方法。

书中错字、衍文等，据文义及校本，予以补、删，并加校记。

书中涉及医家、生僻古奥字词及晦涩难解之句，予以校记。

书中通假字，予以校记。

书中繁体字、异体字、古今字、俗字等，一律直接改为现行通用简化字。

书中采用现代规范标点，并按现行行文规范及实际内容对原书进行合理分段。

《四时病机》《温毒病证》《女科歌决》各卷正文前有“吴门邵登瀛步青辑，曾孙炳扬杏泉述，元孙景康、景尧谨校”，《经验方》正文前有“吴门邵炳扬杏泉辑，子景康、景尧谨校”等，今一并删去。

总目录

四时病机

清·邵登瀛　辑

目　录

卷之八　湿病方论

裕中丞序

粤自神农氏，使岐伯尝味草木，典医疗病，而经方、本草之书，由是咸出。《灵枢》《素问》而下，载籍实繁，各有所主，亦各有所偏。洎[①]仲景张氏出，而经传《金匮》，论著《伤寒》，按经辨证，处剂立方。诚如所谓“有是病即有是方，非是方不能起是病”。洵[②]可献诸轩后之廷，而为《灵经》羽翼。其于后之学者，不啻辟尽荆榛，有坦途已。乃世之言医者，习于温补则訾议河间，狃[③]于攻下则菲薄景岳。要皆偲闻浅见，一孔自矜。而于张氏之书，曾未探赜[④]索隐，安能确见沴[⑤]气所由来，审察经脉所由受，以处方施治毋惑乎？医理日晦而医术日拙也。吴门邵先生步青，继叶天士、薛一瓢而起，力学稽古，循途守辙，明辨伤寒四时变证，专宗长沙，恪守心法，而于诸贤之说亦复博采兼收，成《四时病机》十四卷，《温毒病论》一卷，《女科歌诀》六卷。说理渊深，辨证精细，阐张氏遗蕴，以津逮后人。故当其身，手到病除，蔚为良医。子若孙能读其书，继绳勿替。至曾孙杏泉[⑥]，名尤噪于大江以南。今杏泉哲嗣少泉[⑦]，以少尉需次来皖，亦能世其学。敬奉遗编，问序于余。余闻北齐徐之才五世祖仲融，以医术显孙子，相承五传至之才而益著。

---

① 洎（jì 季）：到，及。
② 洵（xún 寻）：诚实，实在。
③ 狃（niǔ 扭）：因袭，拘泥。
④ 赜（zé 责）：深奥。
⑤ 沴（lì 立）：灾害。
⑥ 杏泉：邵步青曾孙，名炳扬，字杏泉。
⑦ 少泉：邵步青玄孙，名景尧，字少泉。

步青先生以逮少泉，世数亦正符矣。尚其善承家学，以光先绪而永其传，勿俾之才专美于前也可。

光绪四年岁次戊寅日长至长白裕禄书于皖江节署

傅方伯序

邵少泉少尉，刊其先世所遗医论若干种，乞叙于余。余愧非知医者，然其言洞达，览之心开目明。三吴故多良医，儒者治经之暇，日恒推究五运六气之奥，发挥四圣之术，故其业与六籍同精。步青先生出一瓢居士门下，著述垂世四传，至文学君杏泉，复能通其繁变，纂述成篇。活人之功，藉藉人口。而少泉以一诸生，来皖候官，复世其学，有所治，辄应手愈。大都医有专家，唯读书好古者，足以洞明阴阳正变，扶植性命，俾民无夭札，非小道也。余既嘉少泉克守楹书，不坠端绪，而又喜吴趋医道之传，永永弗替，使病者有所托命，遂乐书其简端。

光绪六年庚辰孟春清苑傅庆贻序

绍方伯序

《四时病机》十四卷，《温毒病论》一卷，《女科歌诀》六卷，吴门邵步青氏著。予窃闻之，三折肱而为良医。又曰：士君子不为良相，必为良医。甚矣！医之为学甚深，而为功甚巨也。夫五运六气，不无偏至，则有札瘥疾厉。饮食男女，不无过失，则有寒热蹶痿。人身一小天地，故医理渊深，与《大易》《鸿范》相表里。推而求之，治天下国家之术，胥在于是。阴阳者，君子小人之辨。凉燠[①]者，防微杜渐之机。补泻者，兴利除弊之用。诊视者，开物成务之精。予于学医得为政焉。邵氏之学既世，又生叶天士、薛一瓢之后，渊源有自。辨证深细而不立异，处方中正而不偏畸，可以教授后来，补救民疾，则为功与相业等。抑予思之，元气流行，如水在地，正气之与客感，有中外之别。人生自强，四体完固，天君泰然，无病之福，固不多得。一旦有病，唯有自量正气之强弱，抑太过而助不及，客感自不能乘间隙而入。若以感热而握冰，感寒而抱火，不用志于内，而用志于外，吾恐已感之寒热未去，而凛冽与焦灼别受其害。有本病，有受药之病，谁为名相？吾愿得三折肱之医以导之。论邵氏书，附申此指，有心世道者，或不河汉斯言。

光绪纪元立秋后五日云龙旧衲绍诚识

---

① 燠（yù 玉）：暖，热。

胡廉访序

医理甚深，非好学深思不能通其意。戊寅春，邵少泉少尉，出其先人所著书相示。余夙不知医，何敢妄加末议。然观诸序，知其渊源有自，于此道固已三折肱矣！略识数言，以志景仰。

潞河胡玉坦识

成观察序

昔范希文[①]未达时，诣相士曰：吾可为宰相否？未对。复问曰：然则可为名医乎？相士曰：嘻！君之志何前倨而后卑也？公曰：不然。唯宰相可以拯天下，亦唯名医可以利天下，吾故愿为之也。袁了凡[②]未弱冠，家贫，弃举业以习医，每语人曰：习一艺以成名，而可以利天下者，唯医为然。二君子后皆功昭史册，卓古越今。而当其未达，乃皆欲以医术利天下，则是医之为功也，洵不在治国平天下之后。邵君步青，薛征君一瓢之高足，乾嘉间以医名于吴。著有《四时病机》十四卷，《温毒病论》一卷，《女科歌诀》六卷。戊寅，予观察皖城，其元孙少泉少尉出其书而问序于予。予夙非知医者，虽未敢贸贸然置喙，以遗笑于方家，而邵君之志则可知也。夫医之为用也，大而能普；而其为理也，微而难通。以东垣之精深，犹不免偏于温补；河间之博奥，且失之过于寒凉。当时议者，已皆有遗害之讥。迨后人祖其说而不得其意，害遂滋甚，无惑乎今之日操杀人术而不自知其非也。邵君独取温、湿、暑、疟、瘟毒、胎产等症，阐阴阳之理，明寒燠之分，荟萃诸家，以折衷于《素》《灵》《金匮》，而力矫其偏。故其取材也博而赅，其立论也正而当，其用意也神而明。后之学者得其意而变化之，岂复有模棱之患。吾故曰：邵君之志可知也。其志云何？殆犹希

① 范希文：即范仲淹，字希文，北宋著名的政治家、思想家、军事家和文学家，世称“范文正公”。

② 袁了凡：明代思想家。名黄，字庆远、坤仪、仪甫，号学海、了凡，浙江嘉兴人。著有《祈嗣真诠》《袁了凡家训》《摄生三要》等。

文之问相，了凡之择艺，异代而同心也。后世其有兴乎？今少泉以诸生官于皖，亦本家学精于医。吾知其他日民社躬膺，必将移所以利疾病者，利斯民也。少泉勉乎哉！

光绪戊寅孟夏长白觉罗成允序

刘观察序

内阳外阴为泰，内阴外阳为否。扶阳燮阴，中正当位而不偏，此《易》义也。治天下然，即治病亦然。邵君独取温、湿、暑、疟，析为《四时病机》十四卷。又专取温疫证治，为《温毒病论》一卷。别取经、带、胎、产详言之，为《女科歌诀》六卷。是何故哉？盖浊阴之气，中人深，发病骤。小人害君子，渐渍浸润，一发而祸烈，其机如此。故一切内外杂病，虽多不言，独言此数者，而预防之，而救治之也。阴阳和，而后万物资生。妇女纯阴，嫌于无阳，施治为尤难，故别为专科焉。邵君深于医，盖深于《易》矣。愚医多不通《素》《灵》《金匮》《伤寒》之书，黠者假经语以为缘饰，莫能发其精微，抑且淆乱之。刘河间偏立暑火之论，专用寒凉，本为北方地气而设，流传失其本意，为害已甚。李东垣稍知医，谓脾胃火务温养。而朱丹溪乃立阴虚火动之说，辄訾阳药。于是寒凉之弊又复盛行，不操刀而杀人。张景岳注《本草》，独详参、附之用，所著《类经》，其方阵之目虽鄙，其用意可嘉也。然景岳偏于温补，盗方入而闭门，火方灼而厝薪，误人十常八九，与河间、丹溪厥过维均。此则偏之为害，而中正当位之难也。凡治病必先固元气。元气者，阳气。《易》所谓元者，善之长也。阳主通，汗、吐、下所以通，《易》所谓亨也。亢则害，承乃制，火剂白虎所以和，《易》所谓利也。用阴辅阳，非以阴伐阳，而贞元相续矣。然则扶阳自有法在，非一于温补而已。燮阴亦自有法在，非一于寒凉而已。邵君之书，专为温、湿、暑、疟及女科立论，其源盖本诸《素》《灵》《金匮》，而参以后世医士之言，既明且备。余非知医者，姑著平昔之所闻如此，而心折于君之能通医于《易》也。君讳登瀛，字步青，元和县人。此三书凡十九卷①，曾孙文学君炳扬杏泉所述，元孙②少尉景尧少泉所校。君医学传家已五世矣。少泉能文章，为名诸生而官于皖。既渊源家学，又将推之治术，蕲至当位，不偏不独，苏枯起瘠已也。少泉勉之哉！

同治甲戌九月庚子朔京江刘传祺序

---

① 此三书凡十九卷：此三书实为21卷，分别是《四时病机》14卷，《温毒病论》1卷，《女科歌诀》6卷。

② 元孙：即“玄孙”。清人为避清圣祖玄烨名讳，改“玄”为“元”。下同。

陆观察序

吾苏邵氏，代有名医。即现来候补之邵少泉少尉，亦名噪一时。惜其舍医而为折腰吏也。读其先人所著医书三种，部居别白，惨淡经营，是为必传之书，敬注数语，以志佩忱。

甲戌二月同里陆乃普谨识

冯宫允序

《记》曰：医不三世，不服其药。郑注曰：慎物齐也。《正义》曰：择其父子相承至三世也。又说:《黄帝针灸》《神农本草》《素女脉诀》或《夫子脉诀》，不习此三世之书，不得服食其药，于义为纡，《正义》不取是也。考诸史传，北齐徐之才五世祖仲融，隐于秦望山，遇道士遗以《扁鹊镜经》，曰：习之，子孙当以道术救世，遂为良医。至之才父雄，代传其术，而之才尤著。所撰《药对》见《大观本草》中。宋有徐文伯，自祖秋夫以下，世精于医，亦之才之族。隋许智藏，祖道幼，号名医，诫其诸子世相传授。皆可与《记》言相证明。吾友元和邵君杏泉，与余同受知于万载辛侍郎师，补学官弟子。君工文章，旁涉经解古学，试日兼两卷，师奇赏之。而尤深于医，名噪一时。庚申之难，避地通州、上海，皆数百里外所至，门辄如市。郡中习岐黄家言者以百数，莫之或先也。盖君曾祖步青先生，为薛一瓢征君高弟，从祖鲁瞻①先生，从父春泉②先生，继之至君，凡四世，历百有余年，咸以医名授受，渊源有自来矣。步青先生著有《四时病机》《温毒病论》《女科歌诀》三书。于《灵》《素》奥旨，发挥旁通，酌古参今，易施于用。君之治疾、授徒，得力于是书为多，以及门录副者众，经难独存。君喜先泽未坠，重加考订，补其残阙，将付梓以广其传，问序于余。余不知医，而嘉君之能世其学，令子小

① 鲁瞻：邵步青儿子。

② 春泉：邵步青孙子。

杏少泉，骎骎继美，将益以光步青先生之绪，于经史之言有合也。遂书之简端如上。

同治五年春正月冯桂芬序

文明府序

窃谓不谙天理，不可与言医。不解人情，不可与言医。医若是乎？曰：未也。明乎医，可以治军旅。明乎医，可以治国家。今天下竞言医矣，而实无一医。医也者，必先以学问化其气质，而后无偏僻驳杂之患；必先以阅历扩其识见，而后无草率迁就之虞。迨至心有所得，意有所会，千变万化，一以贯之，了然于方寸间者，而又不能以告人，告人而人亦不解。不得已而著论以示其机，集方以伸其法，是皆一片菩萨心。而其实神而明之，仍存乎其人。泥于斯不可也，离于斯亦不可也。熟读而详绎之，然后知作者审察天理，参透人情，而成此书也。孟子云：能与人规矩，不能使人巧。巧固在规矩中，不在规矩外。此步青先生医论集方之所由成也。少泉少尉为先生元孙，幼而折肱于《诗》《书》《易》《礼》之场，壮而蒿目于世态炎凉之变。学问既纯，阅历亦久，本之家传，证诸时事。原不以医著，而耳濡目染，医自超乎庸俗，乃群然以医推之。是固知少泉之浅，而未知少泉之深也。少泉因公至霍邱，适予宰是邑，邀其阅小试文，盘桓半月余。吾不以医许少泉，而人皆以医亲之、敬之、交纳之、延请之，述其疾而求治之。虽无不应手而瘥，予谓少泉，其将为医掩乎。夫吾人通情达理者，自能通权达变。无施不可者，自无往不宜。以少泉之才之识，昔不能运筹帷幄，驰驱戎马，以汗、吐、下之法，散贼之党，发贼之伏，攻贼之毒。今不能翱翔仕宦，痛痒黔黎，以望、闻、问之术，访其疾而解之，得其善而表之，因其困而补之，而乃屈于下僚，竟以医见也。岂不惜哉！己卯春，予由霍邱补缺南陵，道出安庆，晤少泉，出其先德步青先生医书示予，并问叙于予。予何敢言叙，但就所见所知者，直书以证少泉。他日医国之效，且为之解曰：深于《易》者不谈《易》，神于医者不言医。

光绪五年孟秋上浣文龙谨识

邵炳扬序

医学自《灵》《素》《内经》而下，首推长沙。嗣后河间诸子，名贤辈出，著书立说，各成一家，非有异同也，有授受之真源在也。我曾祖步青公，出薛一瓢征君之门。著有《四时病机》《温毒病论》《女科歌诀》三书，传我叔祖鲁瞻公，再传我叔春泉公，逮予已四世矣。予行医三十年，所为触类旁通者，于是编往往得之。从游二三子，读是书，亦各家置一编，以为程式。久拟锓板公世，不意家乡遭变，藏书悉遭兵燹①，而是编散轶，几几湮没失传矣。辛酉春，旅次沪城，得及门中收拾遗书，剩有一卷。窃幸家学渊源，数传不替，缘命儿辈重加考订，补其残缺。虽断金碎玉，琐载无多，而学者由此寻绎精微，未始非医学中问途一助也。

同治甲子仲春曾孙炳扬谨识

---

① 燹（xiǎn 显）：野火，多指兵乱中纵火焚烧。

卷之一　温热论

《内经·刺热》云：太阳之脉，色荣颧骨，荣未交，曰今且得汗，待时而已。与厥阴脉争见者，死期不过三日，其热病内连肾。

嘉言[①]云：凡人有病，其色必征于面，而热病尤彰。今久邪内伏，其春发温，必始太阳经脉。红赤热色，先见两颧，如以采饰，热之先征也。荣饰之色，止颧骨一处，不交他处，病之浅者也。古经：荣未交，曰今且得汗，待时而已。少需听其自解，此真诀也。大凡温热自内出，经气先伤，虽汗多未解，故云今且得汗，待时而已。至于与厥阴脉争见者死。太阳荣颧骨，少阳荣颊前，厥阴荣颊后，少阴荣两颐。谓太阳厥阴，阴阳同时，并交荣饰，此才名为争见。若只面呈一部，岂争见乎。争见赤紫滞晦，传经势重，已为主死，青黑克贼，十死不救矣。盖太阳水而生厥阴木，则发荣滋长，光华毕达，固有善无恶也。厥阴木而孕太阳水，则子藏母腹，勾萌尽敛，亦默庇其根也。今外邪入而真脏逼见于面，夫是以死耳。其热病内连肾，身内百司庶职，唯肾独为政府，为厥阴母。木势垂危，求救于肾水。肾水足供，尚可以母子两全。肾水源流并竭，不母子俱毙乎。可见神去则脏败，脏败则争见黧黑，岂脉色不由根心也哉！

---

① 嘉言：即喻嘉言，明末清初医学家。名昌，字嘉言，江西南昌府新建人，因新建古称西昌，故晚号西昌老人。著有《寓意草》《尚论篇》《医门法律》等。

《刺热论》云：少阳之脉，色荣颊前，热病也。荣未交，曰今且得汗，待时而已。与少阴脉争见者死。

嘉言云：右颊前赤色，未交他处，待汗自已。若两颐黑色，与少阳赤色争见则死也。少阴经败甚，必入肾。肾脏发露，泉之竭矣，无阴以守之矣。少阳相火，少阴真火，上下交焚，顷刻俱为灰烬，诚劫灾也。传经势重，间有回天之手。至于肾内枯槁无救，颊颐紫黑已见，恶痕缕缕不散，此独阳无阴，如大火聚，安得紫府丹台授以太阴神水乎。

《评热病论》云："帝问曰：有病温者，汗出辄复热，而脉躁疾，不为汗衰，狂言不能食，病名为何？岐伯对曰：病名阴阳交，交者死也。帝曰：愿闻其说。岐伯曰：人所以汗出者，皆生于谷，谷生于精。"今邪气交争于骨肉而得汗者，是邪却而精胜也。精胜则当能食而不复热。复热者，邪气也。汗者，精气也。今汗出而辄复热者，是邪胜也。不能食者，精无俾也。病而留者，其寿可立而倾也。且夫《热论》曰：汗出而脉尚躁甚者死。今脉不与汗相应，此不胜其病也，其死明矣。狂言者，失志。失志者死。今见三死，不见一生，虽愈必死也。

嘉言云：此段论温，独创谷气之旨。谷气为精，精气胜，乃为汗，身中之至宝者也。谷气为疾病之总途，生死之分界，谁能外之。《内经》谓：精者，身之本也，故藏于精者，春不病温。其病温者，咸不藏精之人也。而有生有死者，不藏精甚与不甚之分也。至论阴阳交，交者死，岐伯一言而终，不再更举，今且饶舌而细举之。上古荣未交，症之轻者。荣交阴，重且死者。中古冬伤于寒，春必病温，症半轻者。冬不藏精，肾虚尺热，重且死者。上古太阳与厥阴争见，少阳与少阴争见。中古太阳与少阴，一脏一腑，独主其重。太阳司阳经之温，少阴司阴经之温，太阳交少阴，少阴交太阳，阴阳交而死矣。温症一日，太阳而交少阴。有十分交者，有五分交者，有一二分交者。所以温病太阳少阴本经与病相持，即十日半月，总为一日之期，不传二日三日之促而骤死者，盖以谷气平时觉不相同，营卫平时觉不相等。病之精液不枯，谷气不尽，热势少衰，肌肤渐渍，微汗两交，忽为两解，病医相成者多有之矣。然医之手眼，审几决择，一日以前，生机可图；一日以后，谷气精血立尽，尽则死矣。故岐伯曰：病而留者，其寿可立而倾也。

又云：中古论温，专论谷气。肾中精胜，乃汗则生。肾中虚甚，更热则死。

二阳搏，病温者死不治。虽未入阴，不过十日死。二阳者，手足阳明也。

嘉言云：二阳搏，乃阳经荣未交之轻症也，而举为死不治，必有其说。盖虽未入阴，病温至极，必死不治，稍延不过十日死。较三日死，阴之属，少饶其期耳。二阳者，手大肠、足胃。手经足经，并主阳明。金土刚燥亢熯[①]，阴绝胃谷肠精。水谷将绝，乃至肠胃如焚矣。纵延多日，究竟不得不死矣。

温病发于三阴，脉微足冷者，难治。

温病大热，脉反细小，手足逆冷者死。

温病初起，大热，目昏谵语，脉小足冷，五六日脉反躁急，呕吐昏沉，失血痉搐、舌本焦黑，脉促、结代、沉小者，皆死。

---

① 熯（hàn 汗）：干燥，干枯。

温病汗后身热，脉反盛者死。

温病误发汗，狂言不能食，脉躁盛者，皆不治。

以上皆春温死证。

热病七八日，脉微小，溲血，口中干，一日半而死。脉代者，一日死。

热病七八日，脉不躁，或躁不散数，后三日中有汗，三日不汗，四日死。

热病已得汗，脉尚躁，喘且复热，喘甚者死。

热病不知痛处，耳聋不能自收持，口干，阳热甚，阴颇有汗者，热在髓，死不治。

沈目南[①]注：髓者，主阴之精，骨之充也。邪之最深，乃为髓热，肾气败竭，故至死也。

热病汗不出，大颧发赤，哕者死。

沈注：汗不出，阴无力也。颧赤，谓之戴阳。面戴阳，阴不足也。哕者，邪犯胃府，胃虚甚也。本原亏极，难免死矣。

热病泄而腹满甚者死。

沈注：邪伤太阴，脾气败也，故死。

热病目不明，热不已者死。

沈注：目不明者，脏腑之精气竭也。热不已者，表里之阴气竭也，故死。

---

① 沈目南：清代医学家。名明宗，字目南，号秋湄，浙江嘉兴人。编注《沈注金匮要略》。

热病汗不出，呕下血者死。

沈注：汗不出，阳盛阴亏而闭也。再呕下血，邪深血分，阴伤尤甚，故死。

热病舌本烂，热不已者死。

沈注：心、肝、脾、肾之脉皆系于舌本。舌本烂，加之热不已者，三阴阴绝也，故死。

热病咳而衄，汗出不至足者死。

沈注：咳而衄，邪在肺经，动阴血也。汗不至足，尤为真阴亏竭，故死。

热病，热而痉者死。腰折、瘛疭、齿噤、齘也。

沈注：痉，风强病也。凡脊背反张，曰腰折；肢体抽搐，曰瘛疭；牙关不开，曰噤；切齿曰齘，皆痉病也。此以热极生风，大伤阴血而然。既热且痉，乃为死症。

以上皆夏热死症。

热病，脉盛躁而不得汗者，此阳脉之极也，死。脉盛躁，得汗静者生。热病已得汗，而脉尚躁盛，此阴脉之极也，死。其得汗而脉静者生。

景岳[①]云：阳极阴极，义若有二。然脉之躁盛者，皆阳胜之候也。汗者，液之所化，其发在阳，其原在阴。若脉躁甚而

---

① 景岳：即张景岳，明代医学家。名介宾，字会卿，号景岳，别号通一子，因善用熟地黄，人称“张熟地”，浙江绍兴府山阴人。著有《类经》《景岳全书》等。

汗不得出，以阴竭于中，由阴虚也。既得汗而脉尤躁盛，以阳无所归，亦阴虚也。故脉之盛与不盛，当责之阳；汗之出与不出，当责之阴。观《内经·本神篇》曰：阴虚则无气，无气则死矣。其所重者，正此“阴”字。阴为生气之本，无根则气脱，故必死也。

卷之一温热论终

卷之二　阐发仲景[①]春温

师曰：伏气之病，以意候之。今月之内，欲有伏气。假令旧有伏气，当须脉之。若脉微弱，当喉中痛似伤，非喉痹也。病人云：实咽痛。虽尔，今复欲下利。

周禹载[②]云：于伏气之时，见伏气之病，而脉得微弱，则是少阴脉也。其人肾气虚者，不及于阳，而即发于阴。以少阴脉，本循喉，故将发必咽痛。至发后，则痛极似伤矣。岂可认为痹而误治耶？然咽痛势已发于上，殊不知肾司开阖，阴热上升，岂遂尽泄。故必疾趋后阴而下利，可预知也。

成无已[③]云：伏邪久已变热，承雷动阳升，犹如蛰龙奋气，上冲之势已露，脱兆矣。病人果云：实喉中痛。辨脉验症，伏气已真，可以断之。云：虽尔喉痛，为伏气上冲，且必下决，欲作下利矣。

太阳病，发热而渴，不恶寒者，为温病。

周禹载云：春温由伏邪自内发出，一达于外，表里俱热，热势既壮，郁邪耗液，故发而即渴。其表本无邪郁，故不恶寒。

---

① 仲景：即张仲景，东汉医学家，被后人尊称为“医圣”。名机，字仲景，南阳涅阳县（今河南南阳）人。著有《伤寒杂病论》等。

② 周禹载：清代医学家。名扬俊，字禹载，江苏苏州人。著有《温热暑疫全书》等。

③ 成无己：金代医学家。聊摄（今山东阳谷）人。著有《注解伤寒论》《伤寒明理论》等。

延至三五日间，或腹满，或下利者，即此症也。与伤寒之先表后里者大异。然独系太阳，以未显他经之症，明自少阴发出，为表里也。

喻嘉言云：此即《内经》“冬伤于寒，春必病温”之说。谓冬寒久郁，太阳经受，肌表营卫主之。与冬月骤病发热恶寒且不渴者，症则不同。故春月寒郁既久，发热而渴，不恶寒，自内出外矣。

若发汗已，身灼热者，名曰风温。风温为病，脉阴阳俱浮，自汗出，身重，多眠睡，鼻息必鼾，语言难出。若被下者，小便不利，直视失溲。若被火者，微发黄色，剧则如惊痫，时瘛疭。若火熏之，一逆尚引日，再逆促命期。

周禹载云：此条紧承上文，盖太阳病温，不即显少阴症。唯误汗，则其症本温，复以辛热之药汗之，则阴津外出表，里增热，脉必尺寸俱浮。正以风与温混，肾水不能独沉，其症自汗身重，肾本病也。多眠睡，鼻息鼾，语言难，肾本病也。始太阳病，因汗，使少阴之候同时荐至，危且殆矣。古律垂戒云：风温治在少阴，不可发汗，发汗者死。缘医者误认为伤寒而用正汗药也。若不汗而误下，伤膀胱之气化，小便不利，津液大伤，直视失溲，命门所藏之精不能照物，神髓涸矣。一脏一腑同时两绝矣。至误被火劫者，微则热伤营气，而热瘀发黄，剧则热甚风生，而惊痫瘛疭。盖因乱其神明，扰其筋脉也。

喻嘉言曰：此即《内经》“冬不藏精”之温病也。其脉尺寸俱浮，正谓少阴肾与太阳膀胱，一脏一腑，同时病发。肾水本当沉也，风温载之，从太阳上入根本，拨而枝叶繁矣。春月木长势强，呼吸肾水，已为母虚。加以风温之病，俄顷，少阳相火，厥阴风木，风火炽燃，能无殆乎！“若发汗已”四字，包括错误。见医未病之先，及得病之顷，须诊足太阳、足少阴，一脏一腑，此千古独传妙诀也。诊之辨其有无伏气，有伏气者，冬寒久伏身中太少二经。时当二月，其脉先有露矣。发则表热太阳与里热少阴将司用事，岂敢恣汗无忌，使灼热反倍乎？故风温见症，总以回护阴之根底，勿使阴不内守，勿使阳从上厥。百凡封蛰不露，乃可需其正汗，风始息也。必能若此，乃为泻阳补阴之妙。若阳邪狂逞，少水不能胜火，虚风洞然，果何为哉？

太阳与少阳合病，自下利者，与黄芩汤。若呕者，黄芩加半夏生姜汤主之。

周禹载云：寒邪深伏，已经化热，黄芩汤苦寒直清里热。热伏于阴，苦味坚阴，乃正治也。何以知太少二阳？或胁痛，或头痛，或口苦引饮。因不恶寒而即热，故不得谓之表。不但无表，且有下利里症。温何以即利？外发未久，内郁已深，其人中气本虚，岂能一时尽泄于外，势必下走作利矣。

三阳合病，脉浮大，上关上，但欲眠睡，目合则汗。

周禹载云：温气发出，乃至三阳皆病。其邪热混，实不言可知，故其脉浮大也。忆邪伏少阴时，则尺脉亦已大。今因由内发外，由下达上而浮大，见于关以上，故曰上关上也。邪虽上见阳位，少阴之源未靖则欲眠，尚显本症，而目合则汗，即为盗汗，又显少阳本症。何以独见少阳？因母虚子亦虚，而少阴邪火与少阳相火同升燔灼也，所以稍异热病者，但目合则汗，不似热病之大汗不止也。然何以不言太阳阳明二经？症以浮为太阳经脉，大为阳明经脉也。治法当以小柴胡去人参、姜、半，加芍药为主。

少阴病二三日，咽病者，可与甘草汤。不瘥者，与桔梗汤。

周禹载云：伏气发出少阴之经，必咽痛，先与甘草汤，以缓其上升之势。更与桔梗汤，以开其怫郁之邪。但伏气为重症，少阴为至虚，仲景轻轻先试，不用黄芩本汤者，以才发少阴，止[1]见咽痛，无胸满心烦等症也，无下利呕渴等症也。姑举二汤使服之，痛止，则少阴之邪先去其大半，后有症见，随之投药。此圣人明示，不可妄治之道也。

少阴病，得之二三日以上，心中烦，不得卧，黄连阿胶汤主之。

周禹载云：伏邪未发，津液先已暗耗。今得之二三日以上，虽阴火不升，未见咽痛等症，而心烦不卧，已知阴血消耗，故用芩、连祛热，胶、芍滋阴，两得之矣。

卷之二阐发仲景春温终

① 止：通“只”。

卷之三　附前贤论春温

春温大意

李东垣[1]曰：春月木当发生，阳已外泄，孰为鼓舞？肾水内竭，孰为滋养？生化之源既绝，木何以赖其生乎？身之所存者，热也。时强木长，故为温病。

春温有阳无阴

周禹载曰：温病无阴阳之分也，何也？冬有温气，先开发人之腠理，而寒得以袭之。所谓“邪之所凑，其气必虚”，唯不藏精之人而后虚也。虚则寒伤其经，经必少阴者，以少阴脏本虚也。然所伤原微，且冬月大水当令，其权方盛，微邪不敢抗衡。但卧榻之侧，岂容他人鼾睡。唯有阻彼生意，暗灼精髓。至于春时，强木长，而水不足以供其资。始则当春而温，木旺水亏，所郁升发，火气燔灼，病温而已矣。其所伤者，寒也。所病者，温也。所伏者，少阴也。所发者，少阳也。故发则有阳而无阴也。药必用寒而远热，黄芩汤其主治也。则嘉言之论“温有阴有阳，如伤寒三阴经，可用辛热者”，予曰：否！否！不然也。

春温寒变为热

周禹载曰：冬伤于寒，春必病温。王叔和云：从立春节后，

① 李东垣：金代医学家，金元四大家之一。名杲，字明之，晚年自号东垣老人，真定（今河北正定）人。著有《内外伤辨惑论》《脾胃论》《兰室秘藏》等。

其中无暴大寒，又不冰雪，有人壮热为病者，此属春时阳气发外，冬时伏寒变为温病。“变”字大妙。嘉言以为非，予独以为确。《经》云：逆冬气则少阴不藏，不藏则寒邪得而入之。伤于肌肤，伏于骨髓，始知冬为藏精之时。唯逆冬气，遂使少阴之经气不闭。复遭非时之暖，致令开泄，忽然严寒骤返，不免受伤。故受伤者，仍是寒邪也。因先被温令开泄，似乎喜寒，且所伤不甚，而不即病，乃潜伏于少阴也。然所以不病于冬而病于春者，正因水在冬为旺，时邪伏于经，且俯首而不敢抗，内郁既久，已自成热。至行春令，开发腠理，阳气外泄，肾水内亏。至三月，而木当生发，孰为鼓舞？孰为滋养？生化之源既绝，木何赖以生乎？身之所存者，温也。时强木长，故为温病。寒变为温，乃自然之理。不言变，不足以教天下也。

春温发自少阳

周禹载曰：春温自内发出，无论兼太阳或阳明，总无不由少阳，何也？彼少阳行春令也。然既从少阴矣，何仲景云太阳病？盖太阳与少阴相表里也，故以发热为太阳。曰不恶寒，明无表症也。则其热自内出，无外邪郁之也。然则仲景复言太少合病者，见发热不恶寒，或兼有耳聋胁满症也。言三阳合病者，以脉大属阳明，而多眠则热聚于胆也。不言法者，总以黄芩汤为主治也。

春温间有表症

周禹载曰：春温亦间有一二表症，盖伏气之病，虽感于冬，然安保风之伤人不在伏气将发未发时乎？但兼见外感者，必先头痛或恶寒，而后热不已，此新邪引出旧邪来也。或往来寒热，头痛而呕，稍愈后浑身壮热为病者，此正气又虚，伏发更重也。

总之，无外感者，以黄芩汤为主治。兼外感者，必加柴胡，或以本经药轻解，无发汗之理。故仲景云：发汗已，身灼热者，名曰风温。谓误用辛热之药，既辛散以劫其阴，复增热以助其阳，遂使热更炽，脉俱浮，有如此之危症也。以及误下误火，严加戒谕者，舍黄芩汤，别无治法也。

春温病脉

周禹载曰：温热病之脉，多在肌肉之分而不甚浮，且右手反盛于左手者，诚有怫郁在内故也。若左手盛或浮紧，乃重感非时暴寒，寒邪束于外，热邪结于内，故其脉外绷急而内洪盛也。盖脉之盛而有力者，每每兼弦，岂可错误为紧，而误以为寒而妄治乎？又曰少阳阳明合病，里症多者，承气汤。三阳合病，大柴胡汤，或双解散。少阳经有客邪而发，脉弦，两额旁痛，寒热口苦，小柴胡去人参、姜、半，加瓜蒌根。有呕者，但去人参。脉微紧，兼恶寒头痛，宜栀子豉汤，或益元加葱、豉、薄荷。热盛，凉膈去硝、黄，加葱、豉。暴感外邪，头痛如破，宜葛根葱白汤。散邪后用黄芩汤。脉洪大而数，外热谵语，热在三焦也，三黄石膏汤。凡应下症，下后热不去，或暂解复热，再下之。下后热不止，脉涩咽痛，胸满多汗，热伤血分也。里热已甚，阳邪怫郁，作战而不能汗出，虽下症未全者，宜凉膈散。

腹满烦渴，脉沉实者，三承气汤选用。势剧者，合黄连解毒汤。

愚按：春温伏于少阴，发于少阳，是伏邪已注于经，由阴而出之阳矣。然岂无肝肾素亏，伏邪内陷不出者？如陷伏于少阴，其人平素消瘦，兼以内郁之邪灼其肾水，外现鼻煤舌黑，种种枯槁之象，是必益阴以救肾家将绝之水。水液既回，温邪滋化而外达，宜仲景复脉汤去参、姜、桂，加白芍，虚者不去人参。

如其人肾水将绝，真阳发露，外现种种躁扰之症，脉豁大或无力者，是必温养阴分，托散表邪，连进数服，则汗从阴达，而伏邪不攻自散。宜景岳理阴煎，虚加人参，内热去桂。

伏邪伤阴，阴不接阳，热深厥深者，宜仲景四逆散和解之。舌干，加生地、花粉。

热邪耗液，液涸风动，肢强口噤，温邪内陷危笃者，宜甘缓生津息风，以仲景复脉汤去参、姜、桂、枣，加入青甘蔗汁。

卷之三附前贤论春温终

卷之四　阐发时令春温

喻嘉言曰：春月厥阴风木主事，与时令之温不得分之为两。凡病温者，皆为风温之病也。即如初春之时，地气未上升，无湿之可言也。天气尚微寒，无毒之可言也。时令正和煦，无疫之可言也。而所以主病者，全系于风。试观仲景于冬月正病以寒统之，则春月正病定当以风统之矣。

风温治在上焦

叶天士[①]曰：风温者，春月受风，其气已温。《经》谓：春气病在头，治在上焦。肺位最高，邪必先伤，故手太阴气分先病。失治则入手厥阴心包络，血分亦伤。故足经顺传，如足太阳传阳明，人皆知之。肺病失治，逆传心包络，人多不知。医见身热咳嗽，不知肺病在上之旨，妄投荆、防、柴、葛，辄云解肌。或见痞闷，便用大黄。大便数行，上热愈结，表里苦辛化燥，胃汁大伤，致多变矣。

风温忌汗，初病投剂，宜用辛凉，杂入发散，不但与肺病无涉，反致劫夺胃津。肺之津液无以上供，头目清窍徒为热气熏蒸，鼻干如煤，目瞑，或上窜无泪，或热深肢厥，狂躁溺涩，胸高气促，皆是肺气不宣化之征。斯时仍以肺药，少加一味清降，使药力不致直趋肠中，而上痹可开，诸窍自爽。无如医误以为结胸，反用黄连、瓜蒌、柴、芩、枳实，苦寒直降，致闭塞愈甚，告毙极多。初发热咳嗽，首用辛凉，清肃上焦。宜连

---

① 叶天士：清代医学家，温病四大家之一。名桂，字天士，号香岩，别号南阳先生，吴县（今江苏苏州）人。著有《温热论》《临证指南医案》等。

翘、薄荷、牛蒡、象贝、桑叶、北沙参、桔梗、花粉、瓜蒌皮、黑栀皮之属。若色苍热胜，烦渴，用竹叶石膏，辛寒清散。痧疹亦当宗此。若日数渐多而不得解，芩、连、凉膈亦可选用。

若热邪逆传膻中，神昏目瞑，鼻煤，无涕泪，诸窍欲闭，其势危急，必用至宝丹，或牛黄清心丸。

病减后余热，只宜甘寒养胃阴足矣。

附温疟方论

喻嘉言曰：冬感风寒，深藏骨髓，内舍于肾。至春夏时令，大热而始发。其发也，疟邪从肾出之于外而大热，则其内先已如焚。水中火发，虽非真火，亦可畏也。俟疟势外衰，复返于肾，而阴精与之相持，乃始为寒。设不知壮水之主以急救其阴，十数发而阴精尽矣。阴精尽，则真火自焚，洒洒时惊，目乱无精，倾之死矣。所以伤寒偏死下虚人，谓邪入少阴，无阴精御之也。而温疟之惨，岂有异哉！

王晋三[①]曰：《内经》论疟，以先热后寒，邪藏于骨髓者，为温瘅二疟。仲景以但热不寒，邪藏于心者，为温疟、瘅疟。《内经》所言是邪之深者，仲景所言是邪之浅者也。然同是少阴之伏邪，在手经者为实邪，在足经者为虚邪。实邪尚不发表而用清降，何况虚邪有不顾虑其亡阴者耶！

周禹载曰：《内经》所言，先热后寒之温疟，乃冬感风寒，深藏骨髓，至春阳大发之时，邪气不能自出，因遇大暑，腠理发泄，或劳力，邪气与汗共并而出，此病藏于肾，自内达外者也。如是阴虚阳盛则热矣。衰则气复返入，入则阳虚，阳虚则

① 王晋三：清代医学家。名子接，字晋三，长洲（今江苏苏州）人。著有《绛雪园古方选注》等。

寒矣。故先热后寒，名曰温疟。治宜补阴益气煎、人参白虎汤。或有客邪，则必先微恶寒，继以大热，而后大寒者也，本汤中略加桂枝。

复感外邪之温疟论

周禹载曰：春时温病未愈，适复感寒，忽作寒热者，温疟也。其症寒热交作，胸胁满，烦渴而呕，微恶寒者，小柴胡去人参、半夏，加瓜蒌根、石膏汤。

若无寒但热，其脉平，骨节烦痛，时呕者，黄芩汤加姜。

卷之四阐发时令春温终

卷之五　春温选用汤方

黄芩汤

黄芩　芍药　甘草　大枣

春温发于少阳，无新邪复感者，总以黄芩汤为主治。盖寒邪深伏，已经化热，黄芩苦寒，直清里热。热伏于阴，苦味坚阴，乃正治也。况内郁既深，热不能泄于外而下走作利，黄芩涤热，为温利主药，以能泄热也。然用芍药者，性酸寒，深入阴分。一泄一收，热去而利止耳。取甘、枣者，和中也。

黄芩加半夏生姜汤

半夏　生姜　黄芩　芍药　甘草　大枣

少阴邪火与少阳相火同升燔灼，此方为和解泄热之治。

小柴胡去参姜半加芍药汤

芍药　柴胡　黄芩　甘草　大枣

少阳为病，目合则汗，加芍药，取其敛阴；去姜、半，恐其辛燥。

甘草汤

甘草

桔梗汤

桔梗　甘草

少阴脉，循喉咙，邪热客之，能无痛乎？与甘草汤以缓上升之火。设服之不除，非药不中病也。正以少阴之火挟邪上攻，则并其母亦病，故加苦梗以开怫郁之邪。

黄连阿胶汤

黄连　黄芩　阿胶　芍药　鸡子黄

心烦，故主黄连，佐以黄芩，则肺胃之邪俱清。然热甚以消少阴之水，水源既燥，津液有不匮乏者乎。鸡子黄、阿胶，深益血分之味，以滋其阴，芩、连得此，功莫大焉。况加芍药以敛消灼之心气，兼以入肝，遂使烦者不烦，不卧者卧矣。

黄芩加柴胡汤

柴胡　黄芩　芍药　甘草　大枣

春温兼外感者，必先头痛，或恶寒而后热不已，此新邪引出旧邪来也。或往来寒热，头痛而呕，必加柴胡。或以本经药轻解，必无发汗之理。

小承气汤

大黄　枳实　厚朴

承气者，以下承上，取法乎地。盖地以受制为资生之道，故胃以酸苦为涌泄之机。若阳明腑实，燥屎不行，地道失矣。乃用制法，以去其实。大黄制厚朴，苦胜辛也。厚朴制枳实，辛胜酸也。酸以胜胃气之实，苦以化小肠之糟粕，辛以开大肠之秘结。燥屎去，地道通，阴气承，故曰承气。独治胃实，故曰小。

大承气汤

大黄　枳实　厚朴　芒硝

芒硝入肾，破泄精气。用以承气者，何也？当知夺阴者芒硝，而通阴者亦芒硝。盖阳明燥结日久，至于潮热，其肾中之真水为阳明热邪吸引，告竭甚急矣。若徒用大黄、枳、朴制胜之法，以攻阳明，安能使下焦燥结急去以存阴气。故用芒硝，直入下焦，软坚润燥，而后大黄、枳、朴得破阳明之实，破中焦竟犯下焦，故曰大。《金匮》治痉之为病，胸满口噤，卧不着席，脚挛急，必龂齿，可与大承气汤。《灵枢经》谓：热而痉者死，腰折、瘛疭、齿龂也。夫卧不着席，即腰折之变文。脚挛急即瘛疭之变文。其龂齿，加以胸满口噤，上中下三焦热邪充斥，死不旋踵矣。此症入里之热，极深极重。夫阳热至极，阴血且立至消亡，即小小下之，尚不足以胜其阳，救其阴。故取此汤，承领其一线阴气，阴气不尽，为阳热所劫，因而得生者多矣。

调胃承气汤

大黄　芒硝　甘草

调胃承气，以甘草缓大黄、芒硝，留中泄热，非恶芒硝、大黄伤胃而用甘草也。泄尽胃中无形结热，而阴气亦得上承。其义亦用甘草制芒硝，甘胜咸也。芒硝制大黄，咸胜苦也。去枳、朴者，热邪结胃劫津，恐辛燥重劫胃津也。

大柴胡汤

柴胡　黄芩　半夏　大黄　枳实　芍药　生姜　大枣

温邪从少阳而来，结于阳明。而少阳未罢，不得不借柴胡汤以下阳明无形之热。故于小柴胡去参、草之实脾；倍生姜，佐柴胡以解表；加赤芍破里结，则枳实、大黄下之不碍表矣。

双解散

黑栀　连翘　黄芩　薄荷　甘草　芒硝　大黄　麻黄　石

膏　荆芥　防风　归身　芍药　川芎　白术　滑石　桔梗

此方治三阳合病。麻黄、防风，解表药也。风热之在皮肤者，得之由汗而泄。荆芥、薄荷，清上药也。风热之在颠顶者，得之由鼻而泄。大黄、芒硝，通利药也。风热之在肠胃者，得之由后而泄。滑石、山栀，水道药也。风热之在决渎者，得之由溺而泄。风淫于膈，肺胃受邪，石膏、桔梗，清肺胃也，而连翘、黄芩又所以祛诸经之游火。风之为患，肝木主之，川芎、归、芍，而甘草、白术所以和胃气而健脾守中，长于治火，是方详且尽矣。

小柴胡去参姜半加瓜蒌根汤

瓜蒌根　柴胡　黄芩　甘草　大枣

伏邪耗灼津液，发渴，瓜蒌根生津润燥，故加之。姜、半辛燥，重伤阴液，故去之。有呕者，但去人参。

栀子豉汤

栀子　香豉

此为吐剂圣药。盖邪在上焦，吐之则邪散。《经》所谓“在上者，因而越之”也。

益元散

滑石　甘草　辰砂

渗泄之剂，不损元气，故名益元。滑石轻能解肌，甘草和中以缓滑石之寒，辰砂镇心而祛邪，加葱、豉、薄荷，取其通阳升散也。

凉膈散

栀子　黄芩　薄荷　连翘　大黄　芒硝　甘草

里热已甚，阳邪怫郁。作战而不能汗出，虽下症未全者宜此，或去硝、黄，加葱、豉。

葛根葱白汤

葛根　葱白　芍药　川芎　知母　生姜

景岳云：治伤寒已汗未汗，头痛。

三黄石膏汤

黄连　黄芩　黄柏　石膏　麻黄　栀子　豆豉

温毒热病之最重者，热在三焦，闭塞经络，津液营卫不通，遂表里炽盛而不得解。狂烦大渴，两目如火，鼻干面赤，身形拘急而不得汗。用芩、连、栀、柏以泄三焦，苦能泄热也。石膏重泄火而轻解肌，寒可胜热也。佐以麻黄、淡豉之发散者，以温热至深，表里俱实，降之则郁，扬之则越，郁则温热犹存，兼之以发阳，则炎炎之势皆烬矣。此内外分消，其势如兵之分击也。

黄连解毒汤

黄连　黄芩　黄柏　栀子

此手足阳明，手少阳药也。三焦积热，邪火妄行，故用黄芩泻肺火于上焦，黄连泻脾火于中焦，黄柏泻肾火于下焦，栀子并泻三焦之火从膀胱出。盖阳盛则阴衰，火盛则水衰，故用大苦大寒之药抑阳而扶阴，泻其亢盛之火而救其欲绝之水也。然非实热不可轻投。

复脉汤

甘草　人参　生地　阿胶　麦冬　桂枝　麻仁　生姜　大枣

此方去姜、桂、人参，加甘蔗汁，治春温液涸风动及阴虚邪陷不化之圣方。虚者不去人参，阴气消灼者加白芍。

理阴煎

熟地　当归　干姜　甘草

凡真阴不足，或素劳倦内伤之体，感邪不能解，身虽热而脉无力，或面赤舌焦，口虽渴而不喜冷饮，皆假热之症。若用寒凉攻之，必死。宜用此汤以温补阴分，托散伏邪，连进数服，使阴气渐充，则汗从阴达，而伏邪不攻自散。虚，加人参。阳虚，加附、桂。

四逆散

柴胡　芍药　枳实　甘草

热邪伤阴，以芍药、甘草和其阴。热邪结阴，以枳实泄其阴。阳邪伤阴，阴不接阳，以柴胡和其枢纽之阳。此伏邪内陷，热深厥深之治，乃良方也。

至宝丹

金箔　银箔　犀角　玳瑁　朱砂　水安息　琥珀　牛黄　雄黄　龙脑　麝香

一方有天竺黄、人参、天南星。

至宝丹，治心脏神昏，从表透里之方也。犀角、牛黄、玳瑁、琥珀，以有灵之品，内通心窍。朱砂、雄黄、金银箔，以重坠之药，安镇心神。佐以龙脑、麝香、安息香，搜剔幽隐诸窍。李杲曰：牛、雄、脑、麝入骨髓，透肌肤。抱朴子[1]言：

① 抱朴子：即葛洪，东晋医药学家、炼丹家、道教学者。字稚川，自号抱朴子，世称葛仙翁，丹阳句容（今江苏句容）人。著有《抱朴子》《肘后备急方》等。

金箔、雄黄合饵为地仙，若与丹砂同用为圣金，饵之可以飞升。故热入心包络，舌绛神昏者，以此丹入寒凉汤药中用之，能祛阴起阳，立展神明，有非他药之可及。若病起头痛，而后不语者，此肝虚魂升于顶，当用牡蛎救逆以降之，又非至宝丹所能苏也。

万氏[①]牛黄清心丸

牛黄　朱砂　黄连　黄芩　栀子　郁金

嘉言《治中风门》云：热阻关窍，汤剂中调入牛黄清心丸。但古有数方，其义各别。若治温邪内陷包络神昏者，唯万氏之方为妙。盖温热入于心包络，邪在里矣。草木之香仅能达表，不能透里，必藉牛黄幽香物性，乃能内透包络，与神明相合。然尤在佐使之品，配合咸宜。万氏以芩、连、山栀泻心火，以郁金通心气，以辰砂镇心神，合之牛黄，相使之妙。是丸调入犀角、羚羊角、金汁、甘草，或人中黄、连翘、薄荷等汤剂中，定建奇功。

补阴益气煎

人参　熟地　当归　山药　陈皮　甘草　柴胡　升麻　煨姜

景岳曰：凡劳倦伤阴，精不化气，或阴虚内乏，以致外感不解。寒热痎疟，凡属阴虚不足而虚邪外侵者，用此升散，无不神效。

① 万氏：即万全，明代医学家。又名全仁，字事，号密斋，豫章（今江西南昌）人。著有《伤寒摘锦》《养生四要》《万氏女科》《幼科发挥》《痘疹世医心法》《广嗣纪要》等。万氏牛黄清心丸出自《痘疹世医心法》。

人参白虎加桂枝汤

桂枝　人参　石膏　知母　粳米　甘草

《内经》论疟，以先热后寒，邪藏于骨髓者，为温瘅二疟。仲景以但热不寒，邪藏于心肺者，为温瘅二疟。《内经》所言，邪之深者。仲景所言，邪之浅者。其殆补《内经》之未逮欤。治以白虎加桂枝汤，方义原在心营肺卫。白虎汤清营分热邪，加桂枝引领石膏、知母上行至肺，从卫分泄热，使邪之郁于表者，顷刻致和而疟已。虚者，加人参。

小柴胡去参半加瓜蒌石膏汤

石膏　瓜蒌根　柴胡　黄芩　甘草　生姜　大枣

春温未罢，又感新邪，照前方加石膏，生津解渴。不去姜者，以其能辛散止呕也。

瓜蒌根汤

瓜蒌根　石膏　葛根　人参　甘草　防风

风温外感，身无大热，时欲发渴。

苇茎汤

芦根　桃仁　瓜瓣　薏苡仁

风温，宜清肃上焦。若肺为热气熏蒸，鼻干如煤，目瞑上窜，狂躁溺涩，胸高气促，皆肺气不宣化之征。此方清解肺胃之温邪，而上痹可开，诸窍自爽。

清心散

黄连　竹叶　薄荷　连翘　黄芩　栀子　甘草　大黄　芒硝

肺病失治，逆传心包。胸膈正燎原之地，所以清心凉膈之功居多。

葶苈大枣汤

葶苈　大枣

肺壅不得卧。肺因邪实，封住肺气，卧不倒也。以葶苈急泄肺气之实，藉枣之甘，逗留于上，而成泄肺之功。

泻白散

桑白皮　地骨皮　粳米　甘草

肺位最高，邪必先伤，故风温必手太阴气分先病。肺气本辛，以辛泻之，遂其欲也。遂其欲，当谓之补，而仍云泻者，有平肺之功也。桑皮、甘草不刚不燥，虽泻而无伤于娇脏。第用其所欲，又何复其所苦？盖咳喘面肿，气壅热郁于上，治节不行，是肺气逆也。《经》言：肺苦气上逆，急食苦以泄之。然肺虚气逆，又非大苦大寒所宜。故复以地骨皮之苦泄阴火，退虚热而平肺气。使以粳米、甘草缓二皮于上，以清肺定喘也。

清燥救肺汤

枇杷叶　人参　阿胶　麦冬　杏仁　麻仁　冬桑叶　石膏　甘草

痰多，加贝母、瓜蒌。热甚，加犀角、羚羊角。血枯，加生地。身热，加玉竹，去人参、阿胶。津枯，加梨汁、蔗浆、芦根。

竹叶石膏汤

竹叶　石膏　人参　麦冬　半夏　粳米　甘草

实热者，去人参、半夏、粳米，加桑叶、杏仁、蔗汁。温邪有升无降，胃津日耗，渴饮不饥，阳气独行，头疼面赤，治法以辛甘凉润为主。上润则肺降，不致膹郁，胃热下移，知饥解渴矣。

防风解毒汤

防风　荆芥　薄荷　连翘　牛蒡　桔梗　竹叶　石膏　知母　枳壳　甘草　木通

痧疹初发，以肺经主之。风温虽分逐年岁气，杂至为要，皆轻清之邪，或从口鼻，或袭三焦，四时皆有，唯春为甚。聂久吾[①]曰：治痧疹最忌误用辛热，骤用寒凉，治以防风解毒汤。防风、薄荷、荆芥、牛蒡，以辛散之，石膏、知母、连翘、竹叶，辛寒以清之，木通通气，枳壳疏表，桔梗、甘草载引诸药以达肺经。仲淳[②]曰：痧疹不宜依症施治，唯当治肺，使痧疹发出毒解，则了无余蕴矣。

卷之五春温选用汤方终

---

① 聂久吾：明代医学家。名尚恒，字久吾，江西清江人。著有《活幼心法》等。

② 仲淳：即缪仲淳，明代医学家。名希雍，字仲淳，号慕台，江苏常熟人。著有《神农本草经疏》《先醒斋广笔记》等。

卷之六　阐发湿温

湿温治在足太阴，不可发汗

《脉经》曰：伤寒湿温，其人常伤于湿，因而中暍，湿热相搏，则发湿温。病若两胫逆冷，腹满叉胸，头目痛苦，妄言，治在足太阴，不可发汗。汗出必不能言，耳聋，不知痛所在，身青，面色变，名曰重暍。如此者死，医杀之也。

湿温，即暑与湿交合之温病也。素伤于湿，因复伤暑，两邪相搏，深入太阴。以太阴主湿，召暑而入其中也。两胫逆冷腹满，湿得暑而彰其寒。叉胸，头目痛苦，妄言，暑得湿而彰其热。此但当分解湿热之邪，而息其焰。岂可发汗，令两邪混合为一耶！汗出口不能言，耳不能闻，心不知苦，但身青，面色变，显露于肌肉之外耳。暍病而至重暍，又非实实虚虚之比，直为医之所杀矣。

时令湿温

喻嘉言曰：夏月少阴君火，继以太阴湿土，则出暍湿两症为一大纲。以暍病该湿温，天然不易也。乃湿温一大症，从古不言及，是则夏月竟无着落矣。讵知长夏之湿气，春分后早已先动，最能与温气相合而为湿温之症。湿温至盛，长幼相似，则疫矣。故湿温该疫症亦包在内。又云：六气各行其政。唯春分后秋分前，少阴君火、少阳相火、太阴湿土，三气合行其事。是故天本热也，而益以日之暑。日本烈也，而载以地之湿。三气交动，时分时合。其分也，风动于中，胜湿解蒸，不觉其苦。

其合也，天之热气下，地之湿气上，人在气交之中，受其炎蒸，无隙可避。口鼻受气，着于脾胃，潮热，汗出稍凉，少顷又热，病名湿温。脉濡弱，舌白，呕逆，口干不能汤饮，胸次软而满。或饮以芳香而散，或战汗而解，或入里下之而解，或内陷而神昏不愈。初起在气分，日久渐入血分，当分别治之。

叶天士曰：夏季雨湿潮涔，郁勃秽浊之气，人在气交中，口鼻触受，直走胃络膜原，分布上下。初病头胀痞闷，呕恶舌白，病全在气分，为里中之表。芳香逐秽，淡渗逐湿，少佐辛解为治。宜达原饮、防己茯苓汤之属。又云：湿邪郁遏经脉，身痛不可转侧，变出目黄上视，手肢发痉，舌苔白，齿板燥，皆邪深变症。可与木防己汤、瓜蒌桂枝汤、大豆蘖散之属。

又云：湿温初在气分，日多不解，渐入血分。唇舌绛赤，芩、连、膏、栀不应，必用血药，佐以清气药一味足矣。轻则用犀角、鲜生地、连翘、竹叶、青蒿、丹皮、木通、元参。重者邪入包络昏闭，必加至宝丹、牛黄清心丸。

又云：热久痞结，泻心汤选用。

此言触时令郁蒸之气为湿温，与伤湿中暍之说不同。

卷之六阐发湿温终

卷之七　集补湿温方论

河间[①]曰：立夏之后，至立秋、处暑之间，伤寒者，身多微凉，微有自汗，四肢沉重，谓之湿温，又谓之湿淫。宜苍术石膏汤。

苍术石膏汤

王晋三曰：苍术石膏汤，太阴阳明经降剂，治湿淫者。《经》言：湿上甚为热。仲景云：湿邪以寒战而解。则治湿邪，当以降为治。立夏后，湿温从三焦而伤肌肉，为太阴阳明所属。故四肢沉重，身热汗多，不欲饮水。治以苍术、石膏[②]刚剂燥之，又得石膏、知母辛咸降之，以甘草佐苍术，知母佐石膏，刚柔相配，与白虎汤其义各有微妙。

湿温，脉沉弱濡缓，湿流其经也。病发一身尽疼，转侧不利，或手足麻痹，变出目黄上视，手肢发痉，舌苔白，齿板燥。此湿邪郁伏经脉，邪深变痉也。即《内经》所云“诸痉强直，皆属于湿”者，是也。

选用诸方

木防己汤

治太阳经络风湿壅痹及膀胱积热，身热有汗，身强肢痛，小便不利。

---

① 河间：即刘河间，金代医学家，金元四大家之一。名完素，字守真，河间（今河北河间）人，故后世又称刘河间。著有《黄帝素问宣明论方》《素问玄机原病式》《内经运气要旨论》等。

② 苍术、石膏：原作“苍术石膏汤”，据《绛雪园古方选注》改。

瓜蒌桂枝汤

治风湿混扰，太阳经阳气为湿所滞，不得宣通，脉沉迟，身强几几。

大豆蘖散

治十二经湿热壅闭不通，周身麻痹疼痛，为行经之剂。

天水散

治湿热凝于脉络及阳明经身热烦渴，太阳小便不利，三焦表里湿热。

神香散

治寒湿凝滞脉络，三焦不利，湿邪沉着，胸闷腹膨痛。

五苓散

治太阳留着之湿，引而竭之。所谓“治湿不利小便，非其治也”。

湿温在膜原，春夏雨湿潮蒸，郁勃秽浊之气，人在气交中，口鼻触受，直走胃络膜原，分布上下。初病舌白滑，脉沉濡，头胀如蒙，痞闷恶心，身虽热而凛凛，口渴不能汤饮。病全在气分，为里中之表。芳香逐秽，淡渗逐湿，佐以辛通为治。选用方：

达原饮

治湿浊伏膜原，外觉恶寒，内微恶热，口渴不能饮，胸满头蒙，舌白滑。

太无[1]神术散

治湿气蒸腾，由鼻而入，呼吸传变，邪正分争。阴胜则憎

---

① 太无：即罗知悌。宋末元初医学家。字子敬（一作敬夫），号太无，钱塘（今浙江杭州）人。著有《罗太无先生口授三法》。

寒，阳胜则壮热。流于百节，则一身尽痛。

不换金正气散

治正气不和，湿邪乘袭，吐泻胀满，胸膈不利。此方芳香以逐湿秽。

兰草汤

治湿热结滞气分。芳香开结利水，则三焦通而正气和。古人上巳采兰草，以袭芳香之气，重涤秽也。又治因于湿，首如裹，故名省头草。及治四肢麻痹，亦通气之效也。

冷热湿秽杂感，太阴经受邪，脾阳不运，舌白脘闷，脉沉伏，胀痞，水饮停蓄不行，周身气隧阻塞，甚则肢冷汗泄，经络气分俱闭。治宜辛香温脾，宣气逐湿。选用方：

苏合香丸

治寒湿阻关窍，能通十二经络，三百六十五窍。内用白术健脾，欲令诸香留顿于脾，使脾转输各脏。

冷香饮子

此方温脾阳以运湿，得脾气行则三焦气行，湿无沉着，斯气通病解。

湿温在膜原，分布上下，留于胸膈，舌上白苔，胸膈热甚，心中懊侬而烦，发热汗出，不恶寒反恶热。此热在胃口之外，属阳明之表。盖阳明以心胸为表也。宜栀子豉汤。

栀子豉汤

为轻剂。以吐上焦虚热，以除胃口之热。为阳明解表和里之剂。

邪离膜原，脉转洪长而数，自汗，热不退，渴欲饮水，口舌干燥者，此邪气适离膜原，欲表未表，白虎汤主之。

白虎汤

泄阳明经热，治湿上甚为热，以汗出如故而渴。若湿热劫伤津液，胸中烦热，欲呕者，竹茹汤。

竹茹汤

治阳明欲呕，口舌干燥。

热久痞结，心下满而不痛，泻心汤选用。按之心下痛，小陷胸汤主之。

黄连泻心汤

开结导热。

小陷胸汤

泄热散结。

湿热入阳明之腑，下奔作利者，葛根黄连黄芩汤。

葛根芩连汤

治阳明里热下利。

太阴湿热，当发身黄。若小便自利，不能发黄。至七八日，虽暴烦下利，日十余行，必自止。以脾家实，腐秽当去故也。又云：至七八日，大便硬者，为阳明病也。

此胃实、脾实之分，不出湿热二字。湿为阴邪，易于留滞。热为阳邪，直捷欲出。如湿胜于热，虽小便利而湿不能尽泄，又不发黄，热从何出？必随湿下流归于大肠。平日为湿为热所停蓄腐秽之物，无不随之而去。如热胜于湿，则小便利而湿去，热独盛，遂成胃实，大便硬之症也。湿热入胃，蕴积成实，而成可下之症。舌干焦黄，谵语腹满，潮热汗出者，宜调胃承气汤。

调胃承气汤

下胃中无形结热。

太阳阳明俱有发黄症。但头汗而身无汗，则热不外越。小便不利，则热不下泻。故瘀热在里，身必发黄。或太阳之热，内合太阴之湿，瘀热发黄者，宜麻黄连翘赤小豆汤、栀子蘖皮汤、茵陈五苓散。或阳明之热，内合太阴之湿，或瘀热发黄者，茵陈蒿汤。

麻黄连翘赤小豆汤

治太阳湿热，太阴发黄，治之当从阴以出阳，是表里分解法。

栀子蘖皮汤

治身黄发热，热已不瘀于里，有出表之势，故用清火法。

茵陈五苓散

治湿热乘脾发黄。此方治湿热，利膀胱，亦从阴以出阳之法。

茵陈蒿汤

治阳明瘀热发黄，当泻之于内，令一身内外瘀热悉从小便而去，是利水法。

湿温初在气分，日多不解，渐入血分。舌色绛赤，圆硬干光，唇燥齿板，神昏谵语，斑疹，芩、连、栀、膏不应，必用血药，如犀角地黄汤。非解阳明热邪，解心经之络热也。

犀角地黄汤

治温热入络，舌绛烦热，神昏不解。

重者热入包络，神昏不识人，热阻关窍，宜芳香开泄。牛黄清心丸，泄包络之热，神昏舌苔黄者宜之。至宝丹，开包络血分，神昏舌绛者宜之。同一热阻关窍，微有分别。故牛黄丸开后，可以竹叶石膏、辰砂六一汤继之。至宝丹开后，可以犀角地黄汤继之。

牛黄清心丸

治温邪内陷包络，神昏。是丸苦泄辛开，宜调入连翘、薄荷、犀角、羚角、甘草、人中黄等汤剂中。

至宝丹

治心脏神昏，从表透里之方也。以此丹入寒凉药汤中用之，能祛阴起阳，立展神明。

温邪入包络血分，得开之清之。或发出细斑，轻如蚊迹，重若疹子。有点粒而无尖顶，或紫或赤，见于四肢胸背，乃少阴之疹，非阳明之斑也。即《经》言“少阴所至为疡疹身热”是也。选用方：

犀角消毒饮

治上焦热，发斑痛痒。

犀角大青汤

治时行赤斑。

犀角地黄汤

治斑要药，活血解毒。

阳明胃热，热邪逼血，血热不散，蒸于肌肉而为斑，营卫俱剧之症也。斑不透，升麻六物汤、元参升麻汤。已透热不退，化斑汤、青黛饮、紫雪。

升麻六物汤

治赤斑口烂。

元参升麻汤

治快斑[1]解毒，咽痛。

---

① 快斑：指对于痘疮不起或出不快等症状能够迅速起效。

人参化斑汤

治胃热发斑，脉虚。

消斑青黛饮

治发斑，气血两伤。

紫雪

治发斑，解渴除烦。

湿热留于血分，解以发斑；留于气分，解以战汗。或一候，或一六一七，正气来复，邪正相争，送邪外出，则身首皆动，故为发战。脉必浮起，不必服药。但用清粥汤稍助胃气，则汗出脉静身凉而解也。然有原气虚于中，不能达表者。有精虚于下，不能化液作汗者。有阳亢阴衰，水涸于经不能作汗者。非扶其正，但攻其邪，鲜不败事。今拟古人补虚散邪之法于下。

仲景之竹叶石膏汤，竹叶、石膏泻肺之热，人参、半夏益胃之虚，以治湿上甚为热之症。补胃泻肺，有补母泄子之义。如湿浊不清，去甘草、粳米、麦冬之甘缓，加草果、厚朴之辛香，尤合快脾去湿消暑之用也。

仲景之黄连汤，治湿家下之，胸满发哕，舌上如苔[①]，丹田有热，胸中有寒，渴欲得水而不能饮。病属阴阳悖逆，法亦寒热兼施。更用人参、半夏，补宣中气，以交通上下，升降阴阳也。

东垣之清暑益气汤，补中实卫，以去其湿热。《活人》与天水散合用，以治虚人暑湿。凡肥白内虚之人，所宜化裁取用者也。

① 舌上如苔：舌上有苔之意。指丹田有热，胸中有寒。

子和[1]之桂苓甘露饮，五苓三石，意在消暑去湿。复加人参、葛根、甘草、木香、藿香，益虚之中又兼去浊也。

少阴精气大虚，最防热久不解，邪陷入阴，神昏目瞑，或直视失溲，鼻鼾欲寐，脉微汗脱，宜两仪膏、六味回阳饮。

两仪膏

治伤寒下元虚。谓邪入少阴，无阴精以御之。

六味回阳饮

治阴阳将脱危症。

舌苔干光，脉细而涩，阴亏液涸，不能作汗者，三才汤、复脉汤。

三才汤

治阴气弱而汗不能滋，乃津液枯涸也。

复脉汤

治邪少虚多，阴液阳津并涸。

舌绛神昏，水涸于经不能作汗者，犀角地黄汤。

犀角地黄汤

治阳亢阴衰，烦热昏闷，表闭而不得汗解。若少阴不足，阳明有余，水亏火炎，烦躁壮热，口渴脉大者，玉女煎。

玉女煎

引北方之水，以沃焦土，此阳明之犀角地黄汤也。若火盛水亏，心中烦，不得寐者，黄连阿胶汤。

黄连阿胶汤

滋阴驱热，此少阴之泻心汤也。战汗后脉平虚，止[2]需浆

---

① 子和：即张子和，金代医学家，金元四大家之一。名从正，字子和，号戴人，睢州考城县（今河南商丘）人。著有《儒门事亲》。

② 止：通“只”。

粥入胃，调养足矣。

甘草小麦大枣汤

轻以调胃，和以养中。

愈后调理，全以胃气为主。若不得胃气，不饥、不食、不便，脉濡弱者，大半夏汤、参橘散、《金匮》麦门冬汤、大橘皮汤、半夏泻心汤。若津亏脉代，邪退而元气亦脱者，生脉散、复脉汤、人参六味汤、四君子汤。

集注诸方

苍术石膏汤

苍术　石膏　知母　甘草

治湿温，脉阳濡而弱，阴小而急，此先受暑，后受湿，暑湿相搏，其症两胫逆冷，胸满头痛，妄言多汗。切不可发汗，发汗必死。宜用此汤治之。如有寒热外邪，加辛凉表药一二味。

木防己汤

防己　桂枝　石膏　人参

风湿凝聚，遍身疼痛。防己疗风痹，桂枝通血脉，石膏解阳明之络热，人参补正气以养营。

瓜蒌桂枝汤

瓜蒌　桂枝　芍药　甘草　生姜　大枣

太阳痉湿病，非但发热无汗，恶寒，更加身体强几几，脉反沉迟。明是风湿扰乱于太阳，阳气为湿所滞，不得宣通，非寒邪之沉滞脉也。风则用桂枝，湿则君以瓜蒌根，酸苦入阴，内走经络，解天行时热以降湿，合之桂枝和营卫以治痉，是表法变为和法。

大豆蘖散

大豆黄卷

《本经》治湿痹挛痛。《宣明》治周痹。邪在血脉之中，木痹不仁，上下周身尽疼。此药亦散经脉中湿滞者也。

天水散

滑石　甘草

渗泄之剂，不损元气，故名益元。分两六一，取“天一生水，地六成之”之义，又名天水。滑石味淡性利，色白入气，复以甘草载引上行，使金令肃清。故暑邪之伤上焦者，其效甚速。其下清水道，荡热渗泄之功，亦非他药所可及。时珍[①]曰：热散则三焦宁而表里和，湿去则阑门通而阴阳利。完素治七十余症，赞为凡间仙药，不可缺之。身热烦渴，阳明症也。小便不利，太阳症也。滑石甘入中央，淡入太阳，利小便，故以为君，而以甘草缓之。《经》曰：治温以清凉而行之。故用新汲水调。《经》曰：寒胜热。此方专主丙丁，故有取于六一之数焉。

神香散

白豆蔻　丁香

此方治干霍乱，痧胀腹痛，属于寒湿凝滞脉络者，有神功。与辰砂益元散治湿热凝滞脉络者并峙。且白豆蔻流行三焦，得三焦气行，湿无沉着，斯气通病解。

五苓散

白术　猪苓　茯苓　泽泻　肉桂

东垣曰：五苓散利湿泻热，太阳里之下药也。太阳风寒，

① 时珍：即李时珍，明代医药学家。字东璧，晚年自号濒湖山人，蕲州（今湖北蕲春）人。著有《本草纲目》《奇经八脉考》《濒湖脉学》等。

高则汗而发之。太阳湿热，下则引而竭之。所谓“治湿不利小便，非其治也”。当知是汤专治留着之湿，故汗下后，亡津液，小便不利者不可用，恐重亡津液也。然又何以生津止渴？盖湿热壅于中焦，则气不得施化，故津液结而小便不通。用五苓利水消湿热，津回而渴止，亦《内经》“通因通用”之意。

达原饮

槟榔　厚朴　草果　知母　黄芩　芍药　甘草

春夏雨湿潮蒸，郁勃秽浊之气，人在气交之中，口鼻触受，直走胃络膜原，分布上下。初病头胀痞闷，恶心，舌白，全在气分，为里中之表。芳香逐秽，淡渗逐湿，佐以辛气，不致外散，此其治也。草果辛温气雄，除盘踞之伏邪，厚朴破戾气所结，槟榔疏利时邪。三味协力，直入膜原，使邪气溃散也。

神术散

石菖蒲　藿香　苍术　厚朴　陈皮　甘草

太无此方，治人受瘴气，即湿土敦阜之气也。湿气蒸腾，由鼻而入，呼吸传变，邪正方争。阴胜则憎寒，阳胜则壮热，流于百节，则一身尽痛。苍术为湿家要药，辛温快气，芳香辟邪，得天地之正气，以克制其瘴雾之邪气。厚朴苦温散结，用以破戾气所结，佐苍术以平敦阜之气。石菖蒲功专开窍，透达膜原之邪。藿香宣滞，为脾肺达气要药，故并用为佐。陈皮理气，甘草和中，而邪自解。方中但理脾，而解瘴之妙自在其中。

不换金正气散

藿香　苍术　厚朴　半夏　陈皮　甘草

正气，指中气也。中气不和，水湿不行为病。平胃散能锄胃土之敦阜，而使之平。佐以藿香，一身之滞气皆宣。助以半夏，满腹之痰涎尽化。使正气得以传输，邪气无由乘袭，可贵孰甚焉，故不换金名。

兰草汤

兰草

《纲目》曰：省头草，味辛性寒，主开结利窍，解热止渴。一味单行，可除脾经陈久蕴蓄之热及津液凝滞有余之邪。

苏合香丸

苏合香　熏陆香　丁香　麝香　香附　犀角　广木香　安息香　沉香　冰片　白术

朱砂为衣，生姜汤、温酒皆可化下。原方有檀香、荜茇、诃黎勒，《局方》裁去之，因其太涩燥耳。

苏合香能通十二经络、三百六十五窍，故君之以名其方。与安息香相须，能内通脏腑。冰片性热轻浮，飞蹿经络，与麝香相须，能内入骨髓。犀角入心，沉香入肾，木香入脾，香附入肝，熏陆香入肺，复以丁香入胃者，以胃亦为一脏也。用白术健脾者，欲令诸香留顿于脾，使脾转输于各脏也。诸脏皆用辛香阳药以通之，独心经用朱砂寒以通之者，以心为火脏，不受辛热散气之品，当反佐之以治其寒阻关窍，乃寒因寒用也。

冷香饮子

附子　草果　生姜　陈皮　甘草

湿走膜原，上下分布。附子、生姜，取其温脾。草果、陈皮，取其运湿。气通而病自解矣。

栀子豉汤

方见春温。

阳明病，咽燥口苦，腹满而喘，是阳明里热。发热汗出，不恶寒，反恶热，身重，是阳明表热。因阳明之热，自内达表，则里症为重。故用栀子以清里热，而表热亦解。用香豉以泻腹满，而身重亦除也。

治阳明内热之表有三法。如热在上焦者，用栀子豉吐之，上焦得通，津液得下，胃家不实矣。热在中焦者，用白虎汤清之，胃火得清，胃家不实矣。热陷下焦者，用猪苓汤利之，火从下泄，胃家不实矣。要知治阳明之表热，即是预治其里。三方皆润剂，所以存津液而不令胃家实也。

阳明以心胸为表，不特发热恶寒，汗出身重，目疼鼻干谓之表。一切虚烦虚热，如口苦咽干，喘不得卧，消渴而小便不利，凡在胃之外者，悉属阳明之表。但以栀、豉宣上焦虚热，以除胃口之热，便解胃家之实。此栀子豉汤为阳明解表和里之圣药也。

白虎汤

石膏　知母　粳米　甘草

阳明热病化燥，石膏辛寒能散表热，知母苦寒能降里热。甘草、粳米能载药留中。若胃中热久伤气，气虚不能生津者，必须人参养正回津，而后白虎乃能清化除燥。

竹茹汤

竹茹　芦根　麦冬　枇杷叶

《内经》曰：诸逆冲上，皆属于火；诸呕吐酸，皆属于热。[①]温邪在肺胃，烦热欲呕，芦根治上焦客热烦闷。竹茹开胃土之郁，清肺金之燥。二味最能降逆，故以为君。麦冬入气分清热除烦，是以为臣。佐以枇杷叶之清肺和胃而降气。故仲淳主胸中烦热，阳明欲呕之治也。

---

①《内经》曰……皆属于热：一刻本作"《经》曰：诸逆冲上，皆属于火；诸呕吐酸水，皆属于热。"

生姜泻心汤

生姜　黄连　黄芩　干姜　人参　半夏　大枣　甘草

汗出解之后，胃中不和，心下痞硬，干噫食臭，胁下有水气，腹中雷鸣，下利者。

泻心汤有五，总不离乎开结导热益胃。然其或虚或实，有邪无邪，处方之变，则各有微妙。先就是方，胃阳虚不能行津液而致痞者，唯生姜辛而气薄，能升胃之津液，故以名汤。干姜、半夏，破阴以导阳。黄芩、黄连，泻阳以交阴。人参、甘草，益胃安中，培植水谷化生之主宰。仍以大枣佐生姜，发生津液，不使其再化阴邪。通方破滞宣阳，是亦泻心之义。嘉言云：津液因邪入而内结，因发汗而外亡，两伤告匮，必致痞硬，以伏饮搏聚，胃阳不足以开之也。

甘草泻心汤

甘草　黄连　黄芩　干姜　半夏　大枣

甘草泻心非泻结热，因胃虚不能调剂上下，致水寒上逆，火热不得下降，结为痞。故君以甘草、大枣，和胃之阴。干姜、半夏，启胃之阳，坐镇下焦，客气使不上逆。仍用芩、连，将已逆为痞之气，轻轻泻却，而痞乃成泰矣。

周禹载曰：非结热，何为复用芩、连？不知所结心下者非热，而阳邪误下入里者终在也。两误下，而痞虽因新虚，然见客气上逆，恐人参反助邪，故只须甘草和中耳。干姜散结，芩、连治热，半夏涤饮，为合法也。

附子泻心汤

附子　黄连　黄芩　大黄

以麻沸汤渍三黄，须臾，绞去滓，入附子汁，温再服。

心下痞而复恶寒，此邪热既盛，真阳复衰之症。仲景以大黄、黄连犹为未足，再复黄芩，盖因上焦之气亦怫郁矣。故三焦皆热，苦寒在所必用。久恐虚寒骤脱，故用三黄撤三焦而泻热，即用附子撤上下以温经。三黄用麻沸汤渍，附子别煮汁，是取三黄之气轻，附子之力重，其义仍在乎救亡阳也。

小陷胸汤

黄连　半夏　瓜蒌实

结胸，按之始痛者，邪在脉络也。故小陷胸止陷脉络之邪，从无形之气而散。瓜蒌生于蔓草，故能入络。半夏生于坤月，故亦通阴。二者性皆滑利，内通结气，使黄连直趋少阴。陷脉络之热，攻虽不峻，胸中亦如陷阵，故名陷胸。仅陷中焦脉络之邪，不及下焦，故名小。小结胸，外邪陷入未深，但痰饮素盛，挟热邪而内结，所以脉见浮滑。半夏之辛以导饮，黄连之苦以涤热，瓜蒌之苦以润燥，皆所以除热散结于胸中也。先煮瓜蒌，分温三服，皆以缓治上之法。

葛根黄连黄芩汤

葛根　黄连　黄芩　甘草

是方即泻心汤之变。治阳明里热，其义重在芩、连，肃清里热。虽以葛根为君，再为先煎，无非取其通阳明之津。佐以甘草，缓阳明之气，使之鼓舞胃气，而为承宣苦寒之使。清上则喘定，清下则利止。里热解而邪亦不能留恋于表矣。热入阳明之腑，所以其脉促急，其汗外越，其气上奔则喘，下奔则泄也。

麻黄连翘赤小豆汤

麻黄　连翘　赤小豆　杏仁　生梓白皮　生姜　大枣　炙甘草

以潦水[1]先煮麻黄，去沫，纳诸药煮，分温三服。

此表里分解法也。或太阳之热，或阳明之热，内合太阴之湿，乃成瘀热发黄。病虽从外之内，而黏着之邪，当从阴以出阳也。杏仁、赤小豆泄肉里湿热，生姜、梓白皮泄肌表湿热，仍以甘草、大枣奠安太阴之气，麻黄使湿热从汗而出太阳，连翘根导湿热从小便而出太阳，潦水助药力从阴出阳。《经》云：湿上甚为热。若湿下行则热解，热解则黄退也。

栀子蘗皮汤

栀子　蘗皮　甘草

栀子蘗皮，表剂也。以寒胜热，以苦燥湿，已得治黄之要矣。而乃缓以甘草者，黄必内合太阴之湿化。若发热者，热已不瘀于里，有出表之势，故汗、下皆所不必，但当奠安脾土，使湿热二邪不能复合，其黄自除。

茵陈五苓散

茵陈　白术　猪苓　茯苓　泽泻　肉桂

疸因土虚受湿，湿热乘脾，黄色乃见。茵陈专理湿热，发黄者所必用也。佐以猪苓、泽泻，则水液分于膀胱。佐以白术、茯苓，则土旺可以胜湿。桂为向导，令诸药直达病所，无不克矣。

茵陈蒿汤

茵陈蒿　栀子　大黄

茵陈散肌表之湿，得大黄则兼泻中焦之郁热。山栀逐肉里之湿，得大黄则兼泻上焦之郁热。唯其性皆轻浮，故与大黄仅入气分，泄热利小便，建退黄之功。与调胃承气仅泻无形之热

---

① 潦水：雨后的积水。

同义。无枳实、芒硝，不能疾行大便，故不得妄称为下法。

太阳阳明俱有发黄症。但头汗而身无汗，则热不外越。小便不利，则热不下泻，故瘀热在里。然里有不同，肌肉是太阳之里，当汗而发之，故用麻黄连翘赤小豆汤，为凉散法。心胸是太阳阳明之里，当寒以胜之，故用栀子蘖皮汤，乃清火法。肠胃是阳明之里，当泄之于内，故用茵陈汤，为逐秽法。茵陈禀北方之色，经冬不雕，傲霜凌雪，受大寒之气，故能除热邪留结，率栀子以通水源，大黄以调胃实，令一身内外瘀热悉从小便而去，腹满自减，肠胃无伤，仍合引而竭之之法。此阳明利水之圣药也。

犀角地黄汤

犀角　地黄　丹皮　芍药

一方去丹皮、赤芍，加连翘。

此汤乃治斑之要药。人但知能凉血解毒，而不知能解表散邪。若用之得宜，则通身大汗，热邪顿解。盖犀角气味俱轻，阴中之阳，升也。其性灵通，长于走散。伤寒闭表，烦热昏闷，而汗不得解者，磨[1]尖搀入药中，取汗速如应响，故以为君。生地入少阴，凉血泻火。若阳亢阴衰，水涸于经，不能作汗者，投地黄之润剂，则郁蒸勃然而气化自达，故用为臣。丹皮、赤芍，清营分之热，故以为佐。凡温病旬日不解，邪入营分者，必神昏斑疹，舌色焦紫圆硬，唇紫齿燥，津液枯涸，宜用此汤，所谓寒中散表也。

犀角消毒饮

犀角　防风　荆芥　牛蒡　甘草

---

① 磨：原作“摩”，据文义改。

一方加薄荷、桔梗。

毒气内蒸，胃热发斑，痛痒时作，病在阳明。牛蒡达邪，荆、防散风，犀角解表而凉血，甘草泻热而和营。消毒之功，莫过于此。

犀角大青汤

犀角　大青　栀子　豆豉

《南阳》治热病赤斑，烦痛，载此方及大青四物汤方。盖发斑由血热不散，蒸于皮肤。大青解心胸胃中时行热毒，犀角解心胃大热，栀、豉外发表而内除烦。凡时行热毒，留于胃中，或逆传心包，而斑见肌表，或细如疹，或大如豆点，血分热极者，非此不可。

升麻六物汤

升麻　大青　黄芩　栀子　杏仁　葱白

斑者，肌肉之症，应在阳明。或失汗，或失下，或下早，或下迟，或阳症误温，则热甚伤血，里热表虚，皆为斑症，亦阳明之应。热上蒸迫，故疮赤而烂也。以升麻为向导之兵，以青、栀为解纷之客，杏仁佐升麻，黄芩佐栀子，皆引邪外出，自肌肉而达于皮毛。毒气外宣，火威下抑，中州之祸，吾知免夫。

元参升麻汤

元参　升麻　甘草

本方除元参，加犀角、射干、黄芩、人参，名阳毒升麻汤。治阳毒发斑，头项背痛，狂躁骂詈，咽肿吐血。温服，取汗。

此方乃足阳明少阴药也。升麻能入阳明，升阳而解毒。元参能入少阴，壮水以制火。甘草甘平，能散能和，故上可以利咽，而内可散斑也。

化斑汤

人参　石膏　知母　甘草

一方加元参。

阳明发斑，胃热烦渴，自汗脉虚，用此汤清化扶正。方义与人参白虎汤相发明云。

疹属太阴，斑属阳明。斑为热毒蕴于肌肉，法当清火。疹为风邪客于皮毛，法当宣扬。一表一里，奚啻天渊。况疹有头粒，斑如锦纹。疹发必多咳嗽烦闷，而发斑之候，由汗、下、温、清俱不能解，反见足冷耳聋，烦闷咳呕等象。以此辨之，治不失一也。

《经》言：少阴所至为疡疹身热。故疹属少阴。以三四五月感冒，少阴时令，厥阴心包而代为心君为病。不头疼，但身热，初起微恶寒，无汗，烦躁，斑疹。

《经》又言：少阳所至嚏呕疮疡。故斑属少阳。由相火司天，或主客之气，夏至前后各一月感冒，热邪为病。身热头疼，目锐眦连耳后痛，或耳鸣耳聋，浑浑焞焞，周身皆痛，时行斑疹。二者皆时令感冒，风火头疼，身热足冷，呕逆喘嗽，胸烦满闷，躁热，起卧不安，耳聋昏昧，鼻干呻吟者，乃风热内郁，发斑之候。此时令所至，非伤寒阳毒发斑之比。若邪热势甚，发热一二日即出，六七日乃退，或四五日方出，一二日即退。有稀疏几点者，有稠密如麸者。须看鲜红者吉，紫黑者险。未发宜疏利，已发宜解毒。慎不可汗，汗即斑烂。又不可下，下则毒内陷。

消斑青黛饮

青黛　犀角　元参　栀子　生地　人参　黄连　石膏　知母　柴胡　甘草

大便实者，去人参，加大黄。

此方气血双清，为消斑解毒之剂。独标青黛者，以散诸经之郁火，不助胃热，且最解毒也。方中犀角、白虎合用，仍不离心胃二经也。

紫雪

黄金　寒水石　石膏　滑石　磁石　硝石　朴硝　羚羊角　犀角　麝香　沉香　木香　丁香　生甘草　元参　升麻　朱砂

烦躁发斑，症在阳明。大青、升麻，用而不效，其毒深矣。草木无功，进求金石。黄金禀中央阴已之气，合西方从革之行，且能镇定，可肃妄炎。五石有冰霜之度，二角有凛冽之风。元参补其北，朱砂泻其南。制以四香，无增气之虞。君以朴硝，有隆冬之象。群阴并集，赖升麻以导入阳明。虽有苛毒，行且消矣。方名紫雪者，取其色，表其功也。

竹叶石膏汤

方见春温。

此分走手足二经者也。胃居中焦，分行津液于各脏。补胃泻肺，有补母泻子之义也。竹叶、石膏泻肺之热，人参、半夏平胃之逆。去米、草、麦冬，恐甘缓未能速效。加草果、厚朴，以利湿必藉辛香也。

黄连汤

黄连　桂枝　干姜　半夏　人参　大枣　甘草

此伤寒邪气传里，而为下寒上热也。若湿家下后，舌上如苔者，以丹田有热，胸上有寒，是邪气入里，为下热上寒也。喻氏曰：阴阳悖逆，皆当和解法。

黄连汤，和剂也。其症不见之表里，而见之上下。腹中痛者，阴不得上而寒，乃独治于下也。欲作呕吐者，阳不得下而热，乃独治于上也。上下相隔，全因胃中有邪气，阻遏阴阳升降之机，故治法亦寒热并施。而辛寒易以苦寒，辛热加以苦热。更用人参、半夏以宣补中气，使饮入胃中，听胃气之上下敷布，交通阴阳也。

清暑益气汤

人参　黄芪　升麻　当归　泽泻　麦冬　白术　苍术　葛根　黄柏　神曲　五味　青皮　陈皮　甘草

吴鹤皋[①]曰：暑令行于夏至，长夏则兼湿令矣。此方兼而治之。炎暑则表易泄，兼湿则中不固。黄芪所以实表。白术、甘草、神曲所以调中。酷暑横流，肺金受病，人参、五味、麦冬，所以和其不胜也。火盛则水衰，故以黄柏、泽泻滋其化源。津液亡则口渴，故以当归、干葛生其胃液。清气不升，升麻可升。浊气不降，二皮可理。苍术之用，为兼长夏湿也。

河间桂苓甘露饮

石膏　寒水石　滑石　肉桂　白术　泽泻　猪苓　赤茯苓　甘草

子和桂苓甘露饮

照前方加人参、葛根、木香、藿香。

消暑在于消湿去热，故用五苓去湿，三石解热。湿热既去，一若新秋，甘露降而暑气潜消矣。夫湿为阴邪，全赖太阳气化以利小便，莫若五苓为当。若热在湿下者，则为黏着之邪，又当寒燥以胜之，莫若三石之功捷速。滑石性虽重而味淡，故能上利毛腠之窍，以清水湿之源。石膏辛寒入胃，辛能发汗，寒

---

① 吴鹤皋：明代医学家。名崑，字山甫，别号鹤皋，歙县（今安徽黄山歙县）人。著有《医方考》等。

以胜热，故能泄中焦之热出走膀胱。寒水石辛咸入肾，为盐之精，故能凉血涤热，从小便而出。子和方虽兼补虚散邪，然湿家忌汗，不若河间之专也。

两仪膏

人参　熟地

伤寒偏死下虚人，谓邪入少阴，无阴精以御之也。设不知壮水以急救其阴，一二候外而阴精尽矣。所以热病在髓，死不治。又云：目不明，热不已者死。皆阴之绝也。此膏能回垂绝之元阴，与参附汤能回垂绝之元阳者，各有微妙。

六味回阳饮

人参　熟地　附子　干姜　当归　甘草

真阴不足，忽感寒邪，身热不解，脉见无力，急服此方。阴气得充，阳气乃回。

三才汤

天冬　熟地　人参

天冬益水之上源，地黄滋天癸之元气，人参建立中气，以伸参两之权。若精气大亏，外感六淫，而邪实正虚有不解者，盖阴气弱则精液枯涸，而汗不能滋。但攻其外，不顾其内可乎。此汤非用为补益之法，实借为托里之法也。

复脉汤

方见春温。

此汤仲景治心悸，《外台》治肺痿。第药味不从心肺，而主乎肝脾者，是阳从脾以致津，阴从肝以致液，各从心肺之母以补之也。人参、麻仁之甘，以润脾津。生地、阿胶之咸苦，以滋肝液。重用生地浊味，恐其不能上升，故君以炙甘草之气厚，桂枝之轻扬，载引地、冬上承肺燥。佐以清酒芳香入血，引领地、冬归心复脉。仍使以姜、枣和营卫，则津液悉上供于心肺矣。此仲景伤寒门中之圣方也。特开门户，重用生地，再借用麦冬手经药者，麦冬与地黄、人参气味相合，而脾胃与心经亦受气相交。脉络之病，取重心经，故又名复脉。

玉女煎

石膏　熟地　麦冬　知母　牛膝

景岳此方治水亏火盛，六脉浮洪滑大，少阴不足，阳明有余，烦躁壮热，口渴引饮，温毒发斑宜此，服之如神。若大便溏泄者，乃非所宜。

甘麦大枣汤

甘草　小麦　大枣

汗为心液，战汗后心虚而神魂不安者。小麦，苦谷也。心病宜食麦，以苦补之也。甘草、大枣，虽甘缓急而泻心。然立方之义，苦生甘是生法，而非制法，故仍属补心。

小麦和肝阴之客热而养心液，且有消烦利溲止汗之功，故以为君。甘草泻心火而救肺和胃，故以为臣。大枣调胃而致津液，利上壅之燥，故以为佐。心火泄而土气和，则胃气上达。肝脏润，肺气调，燥止而病自除矣。

大半夏汤

人参　白蜜　半夏

甘澜水[①]煎。

此方通补胃腑。虚者补以人参之甘，呕者散以半夏之辛。同白蜜之润利，使其透膈而达脾，则仓廪之官得输运之职，而

① 甘澜水：又称劳水，即把水放在盆内，用瓢将水扬起来、倒下去，如此多次，看到水面上有无数水珠滚来滚去便是。

无反胃之患矣。

参橘散

人参　陈皮

陈皮多服久服，损人元气，得人参功专固元。陈皮自然利气化痰，而胃家得和矣。

《金匮》麦门冬汤

麦冬　半夏　人参　甘草　粳米　大枣

此治胃中津液干枯，虚火上炎，治本之良法也。夫用降火之药，而火反升，用寒凉之药，而热转炽者，徒知与火热相争，而正气不支，津液不生，不唯无益而反害之矣。仲景以麦冬、人参、甘草、粳米、大枣大补胃气，大生津液。增入半夏辛温一味，以开胃而行津止逆，非半夏之功，实善用半夏之功矣。

大橘皮汤

人参　橘皮　甘草　生姜

动气在下，不可发汗，发汗则无汗。心中大烦，骨节疼痛，谷不能入，食则反吐，此汗后胃虚也。宜此汤主之。

半夏泻心汤

半夏　黄连　黄芩　人参　甘草　干姜　大枣

病发于阴而反下之，因作痞。是少阴表症误下之，寒反入里，阻君火之热化，结成无形气痞，按之自濡。用干姜开痞，芩、连泄热，未能治少阴之结，必以半夏启一阴之机。人参、甘草、大枣，壮二阳生气，助半夏开辟阴寒，使其热化痞解。

生脉散

人参　麦冬　五味

凡曰散者，留药于胃，徐行其性也。脉者，生于心而发原于肺。然脉中之气所赖生者，尤必借资于肾阴。故《内经》言：

君火之下，阴精承之也。麦冬清肺经治节之司，五味收先天癸水之原。人参引领麦冬、五味，都气于三焦，归于肺而朝百脉，犹天之云雾清，白露降，故曰生脉。

肺为娇脏而朝百脉，主一身元气者也。形寒饮冷则伤肺，故伤寒脉结代与脉微欲绝。暑热刑金亦伤肺，故伤热有脉虚散之虑。然伤寒是从前来者为实邪，故虽脉不至，而可复可通。伤热是从所不胜来者为贼邪，非滋化源挽回于未绝之前，则一绝而不可复。仲景之用通脉汤，治少阴病，里寒外热，下利清谷，脉微欲绝者，温补以扶阳。用复脉汤治厥阴病，外寒内热，心动悸脉结代者，凉补以滋阴。同是伤寒脉病，而寒热异治者，一挽坎阳之外亡，一滋相火之内炽也。生脉散本复脉立法，外无寒，故不用姜、桂之辛散。热伤无形之气，未伤有形之血，故不用地黄、阿胶、麻仁、大枣，且不令其碍膈而滞脉道也。心主脉而苦缓，急食酸以收之，故去甘草而加五味矣。脉资始于肾，资生于胃而会于肺。仲景二方重任甘草者，全赖中焦谷气以通之复之，非有待于生也。故欲得下焦天癸之元气以生之，诚不藉甘草之缓，必取资于五味之酸矣。

人参六味汤

人参　熟地　萸肉　山药　丹皮　泽泻　茯苓

赵氏[1]云：即以伤寒口渴言之，邪热入于胃腑，消耗精液，故渴。恐胃汁干，故急下之，以存津液。其次但云：欲饮水者不可不与，不可多与，别无治法。纵有治者，徒知以芩、连、栀、柏、花粉、麦冬、五味，甚则石膏、知母。此则皆有形之

---

① 赵氏：即赵献可，明代医学家。字养葵，自号医巫闾子，鄞县（今浙江宁波）人。著有《医贯》《邯郸遗稿》等。

水，以沃无形之火，安能滋肾中之真阴乎！若以六味汤加人参服之，其渴立止。何至传少阴而成燥、实、坚之症乎！

伤寒后宜补胃，以人身天真之气，全在胃口。津液为邪热久耗即是虚，生津液即是补虚。故以生津之药合甘寒泻热之药，而治感后之虚热。如人参、地黄、丹皮、麦冬、竹沥、梨汁之属，皆为合法。仲景每用天水散以清虚热，正取滑石、甘草，一甘一寒之义也。设误以芪、术补脾之药为补，岂不并邪热而补之乎！

喻氏曰：病温之人，邪退而阴气犹存一线者，方可得生。然多骨瘦皮枯，津液内灼，能不急养先天之阴乎！

四君子汤

人参　白术　茯苓　甘草

此方功专健脾和胃，以受水谷精气而输布于四脏，如君子有成人之德也，故名。

大青四物汤

大青　阿胶　甘草　豆豉

《南阳》治时行赤斑。大青入阳明而解毒，阿胶益血分以除热，甘草和中，豆豉发表。方义与前犀角大青汤参看。

黑膏

生地　豆豉

治温毒发斑，呕逆烦躁。生地滋不足之阴，豆豉达未尽之邪。洵阴中求汗法也。

升麻葛根汤

升麻　葛根　芍药　甘草

头面肿，加牛蒡、石膏、连翘、荆、防。咽痛，加桔梗。若斑不透，加紫草。

斑由胃热，胃主肌肉，用升麻、葛根入阳明而逐邪热。佐以芍药、甘草和其营也。俾无伏匿之邪也。其治发斑，宜于将发。若已发而用之，重虚其表，反增斑烂矣。

凉膈散

方见春温。

膈者，膜之横蔽，心下周围相着，遮隔浊气，不使上熏心肺者也，不主十二经。凡伤寒蕴热，内闭于膈，其气先通心肺，膻中火燔烦热，自当上下分消。手太阴之脉上膈属肺，足厥阴之脉上贯膈，布胁肋，循喉咙之后，以薄荷、黄芩从肺散而凉之。肾足少阴之脉上贯膈，入肺中，以甘草从肾清而凉之。手少阴之脉下膈络小肠，手太阳之脉下膈抵胃，属小肠，以连翘、山栀从心之少阳苦而凉之。手少阳之脉下膈，循属三焦，手厥阴之脉下膈，历络三焦，以山栀、芒硝从三焦与心包络泄而凉之。足太阴之脉上膈挟咽，连舌本，散舌下，以甘草、大黄从脾缓而凉之。足少阳之脉下贯膈属胆，以薄荷、黄芩从胆升降而凉之。胃足阳明之脉下膈属胃络，大肠手阳明之脉下膈属大肠，以大黄、芒硝从胃与大肠下而凉之。上则散之，中则苦之，下则行之，丝丝入筘，周遍诸经，庶几燎原之场，顷刻为清虚之府。守真力赞是方为神妙，信哉！

桃仁承气汤

桃仁　芒硝　大黄　当归　芍药　丹皮

一方去归、芍、丹皮，加桂枝、甘草。

血结于少阳枢纽间者，必攻血通阴，乃得阴气上承。大黄、芒硝本皆入血之品，必主以桃仁直达血所，攻其急结也。

栀子厚朴汤

栀子　厚朴　枳实

心烦腹满，起卧不安，是三焦病矣。故用栀子上涌客热以除烦，复以枳、朴，取其酸苦，下泄阴滞以去满，而起卧安矣。

平胃散

苍术　厚朴　陈皮　甘草

东垣制平胃散，平胃土之卑湿也。培其卑者，而使之平也。盖胃中沮洳[①]而成卑湿之土，为留滞痞塞。治以苍术辛温助胃，长于发汗，迅于除湿。厚朴苦温，辟阴去浊，温胃渗湿。湿滞气而不行，陈皮辛散，气行则愈。炙甘草调和向导之兵也。

香苏饮

紫苏　香附　陈皮　甘草

《经》曰：卑下之地，春气常存。故曰东南之民感风之症居多。其感由鼻而入，唯头痛发热，而六经之症不显。香苏以芳香之气疏肌表之邪，是以苏为君，附为臣，陈皮、甘草和膈里之气而辅正，是以为佐。表里互治，微邪立解。

太乙玉枢丹

千金子　山慈菇　红芽大戟　雄黄　麝香　川文蛤　朱砂

凡一切中恶、瘟疫、伤寒、结胸、发狂，生姜、薄荷汁入，井水磨服，利下二三行。

橘皮竹茹汤

橘皮　竹茹　人参　甘草　生姜　大枣

治哕逆由胃虚，虚阳上逆，病深声哕，当重用橘皮通阳下气。臣以竹茹清胃中虚火，又不涉寒凉。佐以参、甘、姜、枣，奠安胃气，御逆止哕。病有虚实，治有浅深。勿谓病深声哕，

---

① 沮洳（jùrù 巨入）：低湿之地。

为难治之候也。士材[1]云：因于寒者，以丁香代竹茹，毋守株而不变也。

丁香柿蒂汤

丁香　柿蒂　人参　生姜

呕为火气上冲，呃为寒气阻塞，亦有中气不续而呃者。洁古老人[2]以丁香、生姜之辛温正治，以柿蒂之涩寒从治，人参为佐，使其气得以展布耳。呃在中焦，谷气不运，其声短小。呃在下焦，真气不足，其声长大。不食亦然。临症不可不辨。

旋覆代赭汤

旋覆花　代赭石　人参　半夏　甘草　生姜　大枣

此镇阴宣阳方也，以之治噫。噫者，上焦病声也。脾失升度，肺失降度，阴盛走于胃，属于心而为声，故用旋覆咸降肺气，代赭重镇心包络之气，半夏以通胃气，生姜、大枣以宣脾气，而以人参、甘草奠安阳明，不容阴邪复遏，则阴宁于里，阳发于表，上中二焦皆得致和矣。

仲景此方治正虚不归元，而承领上下之圣方也。盖汗、吐、下解后，邪虽去而胃气之亏损亦多。胃气既亏，三焦因之失职。阳无所归而不升，阴无所纳而不降。是以浊邪留滞，伏饮为逆。故心下痞硬，噫气不除。方中以人参、甘草养正补虚，姜、枣和脾养胃，所以安定中州者至矣。更以代赭得土气之甘而沉者，使之敛浮镇逆，领人参归气于下。旋覆之辛而润者，用之开肺涤饮，佐半夏蠲饮于上。苟非二物承领上下，何能使噫气不除

---

① 士材：即李士材，明代医学家。名中梓，字士材，号念莪，又号尽凡，上海浦东惠南镇人。著有《内经知要》《药性解》《医宗必读》等。

② 洁古老人：即张元素，金代医学家。字洁古，又称易水先生，易州（今河北易县）人。著有《医学启源》《洁古珍珠囊》等。

者除，而心下硬自消乎！此胃虚在中，气不及下，用此法领之，而胸中转痞为泰矣。其为归元之妙如此。

猪苓汤

猪苓　茯苓　泽泻　阿胶　滑石

阳明脉浮，发热，渴欲饮水，少阴下利，六七日，咳而呕渴，心烦不得眠。

此汤行阳明少阴二经水热。然其旨全在益阴，不专利水。盖伤寒表患亡阳，里患亡阴。亡阴者，亡肾中之阴与胃家之津液也。故阴虚之人，不但大便不可轻动，即小便亦忌通下。倘阴盛过于渗利，津液不致耗竭乎！方中阿胶养阴生新去瘀，于肾中利水，即于肾中养阴。滑石甘滑而寒，于胃中去热，亦于胃中养阴。佐以二苓之淡渗者行之，既疏浊热而不留其瘀壅，亦润真阴而不苦其枯燥。源清而流有不清者乎！阳明少阴之用猪苓，以二经两关津液，用阿胶、滑石以润之，是滋养无形以行有形也。太阳之用五苓，以太阳职司寒水，故加桂以通之，是暖肾利水也。利水虽同，寒温迥别，唯明者知之。阳明脉浮，发热，渴欲饮水而小便不利，热已入膀胱矣。曷不饮以四苓而主以猪苓耶？伤寒之小便不利，结于气分。热病之小便不利，由于血分者也。因邪郁既深，耗液日久，故必以阿胶补虚，滑石祛热，而无取乎白术也。猪苓汤治阳明少阴热结，利水复以滑窍育阴，是通而利者也。盖热邪壅闭劫阴，取滑石利三焦，泄热救阴。淡渗之剂，唯恐重亡其阴。取阿胶，即从利水中育阴。故仲景云[①]：汗多胃燥，虽渴而里无热者，不可与也。

---

① 云：原缺，据文义补。

防己茯苓汤

防己　茯苓　黄芪　桂枝　甘草

防己，太阳经入里之药，泄腠理，疗风湿壅痹，同桂枝解肌散邪，协茯苓渗周身之湿。

温胆汤

竹茹　枳实　半夏　陈皮　茯苓　甘草　生姜　大枣

此膈腑求治之方也。热入足少阳之本，胆气横逆移于胃，而为呕苦不眠。乃治手少阳三焦，欲其旁通胆气，退热为温，而成不寒不燥之体也。用二陈专和中焦胃气，复以竹茹清上焦之热，枳实泄下焦之热。治三焦者，不及于胆，以胆为生气所从出，不得以苦寒直伤之也。命之曰温，无过泄之戒辞。

柴胡清燥汤

柴胡　生地　当归　芍药　陈皮　甘草　花粉　知母

失下，热深发厥，欲得被近火，此阳气伏也。既下厥回，脉大而数，里邪去而郁阳暴伸也。宜此汤随其性而升泄之，去知母、花粉，加葛根。

干姜黄连黄芩人参汤

干姜　黄连　黄芩　人参

厥阴寒格吐逆者，阴格于内，阳拒于外，而为吐。用芩、连大苦泄去阳热，而以干姜为之向导，开通阴寒。但误吐亡阳，误下亡阴，中州之气索然矣。故必以人参补中，俾胃阳得转，并可助干姜之辛，冲开阴格而吐止。

理中汤

人参　白术　炙草　煨姜

仲景论：太阴病，以腹满时痛而吐利，皆是里虚不固，湿胜外溢之症也。盖脾主湿，又主转输。若脾土寒湿，则脾不能为胃行其津液，故下利。宜仲景主理中，以治太阴也。

小建中汤

桂枝　芍药　甘草　生姜　大枣　饴糖

此汤酸甘缓中，仅能建中焦营气也。桂枝佐芍药，义偏重于酸甘，专和血脉之阴。芍药、甘草有戊己相须之妙。饴糖为稼穑之甘，桂为阳木，有甲己化土之义。使以姜、枣，助脾与胃行津液者，血脉中之柔阳皆出于胃也。

心中悸而烦者，小建中主之。烦则为热，悸则为虚。是方辛甘以散太阳之热，酸苦以滋少阴之虚，是建膻中之宫城也。

阳气内虚而心悸，阴气内虚而心烦。将来邪与虚搏，必至危困。建立其中气，则邪不易入，即入亦足以御之也。

大温中饮

人参　熟地　麻黄　肉桂　白术　柴胡　当归　煨姜　甘草

阳虚，加附子。头痛，加细辛、川芎。

凡劳倦阳虚，患一切四时伤寒、时疫、阴暑之气，身虽炽热，时犹畏寒，即在夏月亦欲衣被覆盖，或喜热汤，或兼呕恶泄泻，但六脉无力，肩背怯寒，邪气不能外达等症。此元阳大虚，正不胜邪之候。若非温补扶元以托邪，则邪乘虚陷，必致不救。温中自可散邪，即此方也。服后畏寒悉除，觉有燥热，乃阳回作汗佳兆，不可疑之畏之。此外，凡素禀薄弱，或感时邪，发热困倦，虽未见如前阴症，但见症实脉虚，症阳脉阴，即速用此汤，无不脉症转阳，真神剂也。常见治伤寒唯仲景能知补气而散邪，如小柴胡之属是也。至若阳根于阴，汗化于液，从补血而散，有云腾致雨之妙，则犹未及。故制此方，邪从营解也。

回阳返本汤

人参　附子　干姜　麦冬　五味　腊茶　陈皮　甘草

地浆水煎，临服入白蜜。

面戴阳者，下虚也。加葱白七茎，黄连少许。

节庵[1]变易仲景之白通汤，而为回阳补虚之制。葱白、干姜、附子藉以通阳温经，人参、麦冬、五味藉以收阴生脉。然阴阳格拒，病深入脏，又非温经生脉所能通也。而节庵更有生心化裁之妙，佐以陈皮芳香利气，土浆镇静中宫，疏通气道，使以腊茶芳香苦降为之向导，大破格拒之阴。其飞越之阳，有不翕然返本宁谧者耶？

白通加胆汁汤

附子　干姜　葱白　人尿　猪胆汁

白通汤本取通脉，而沉者起，微者盛也。反厥逆无脉，干呕而烦，是葱白能通上而不能通下。微阳之欲散未散者，因葱而上越，故为呕为烦，非徒无益而又害之也。然非葱白、姜、附之辛热，猝难宣发，则葱白之用，岂为过乎？责在无向导矣。故以人尿、猪胆汁引之。但炎上之火，收之极难，故脉忌暴出。谓与下之凝寒竟不相属，则离而绝也。

白通汤，阳药也。少阴下利，寒气太甚，内为格拒，阳气逆乱，故用监制之法。人尿之咸，胜猪胆之苦。猪胆之苦，胜姜、葱、附之辛。辛受制于咸苦，则咸苦为之向导，便能下入少阴，俾冷性消而热性发，其功乃成，此又为外护法也。

---

① 节庵：即陶节庵，明代医学家。名华，字尚文，号节庵、节庵道人，余杭（今浙江杭州）人。著有《伤寒琐言》《伤寒全生集》等。

通脉汤

附子　干姜　甘草　葱白

少阴格阳面赤，阳越欲亡，急用干姜、生附夺门而入，驱散阴霾。甘草监制姜、附烈性，留顿中宫，扶持太和元气，藉葱白入营通脉，庶可迎阳内返。推仲景之心，只取其脉通阳返，了无余义矣。至于腹痛加芍药，呕加生姜，咽痛加桔梗，利不止加人参。或涉太阴，或干阳明，或阴火僭上，或谷气不得，非格阳症中所必有者也。故仲景不列药品于主方之内。

术附汤

白术　附子

参附汤

人参　附子

脾中之阳虚，则用术附。肾中之阳虚，则用参附。故术附可以治寒湿，参附可以壮元神。

茯神汤

茯神　玉竹　北沙参　羚羊角　酸枣仁　远志　龙骨　五味子

此《圣济》方，王晋三选。治阴精内绝，不交外阳，为切近不易。何则目盲不可以视，肝精不交于阳也。以葳蕤、羚羊角、北沙参、枣仁凉肝热救阴精。耳闭不可以听，肾精不交于阳也。以远志通调肾气不足之气，五味收摄肾经耗散之精。溃溃乎若坏都，汩汩乎不可止，乃神气散驰不守，以茯神、龙骨收肝肾散漫之阳。补救阴阳，纤悉毕贯矣。

热病，邪入厥阴少阴，最多此等症状。此方最合时用，故摘取之。

救逆汤

桂枝　甘草　生姜　大枣　龙骨　牡蛎　蜀漆

亡阳散乱，当求之于阳。桂枝汤，阳药也。然必去芍药之阴，始得疾趋以达于阳位。既达于阳位矣，其神之惊狂者，漫难安定。因加蜀漆，能飞补者为之主统，则神可赖以攸安矣。更加龙骨、牡蛎，极动极静之骨属，借彼飞伏之意，迎此散乱之机，亦于重以镇怯，涩以固脱之外，行其妙用，如是而阳密乃固矣。

去芍药之酸，则肝家得辛甘之补。加牡蛎之咸，肾家有既济之力。

桂甘龙牡汤

桂枝　甘草　龙骨　牡蛎

龙、牡之固涩，仍标之曰桂、甘者，盖阴纯之药不佐，阳药不灵。故龙骨、牡蛎之纯阴，必藉桂枝、甘草之清阳，然后能飞引入经，收敛浮越之火，镇固亡阳之机。

羊肉汤

羊肉　当归　生姜　附子　桂枝　芍药　龙骨　牡蛎

韩祇和[①]曰：救逆不应，当复羊肉，为效甚速。盖以阳盛于上而衰于下者，与以羊肉有情之品，比类从阳，先为眷恋在下欲脱之阳，然后重镇降逆，则在上失守之阳，知有所归宿矣。

小柴胡加地黄汤

柴胡　生地　黄芩　人参　半夏　甘草　生姜　大枣

经水适来，则血室虚，邪乘虚而热入血室。血室与胃腑有气血之分，故谵语有昼夜之别，如见鬼状者，以肝藏邪客而魂

---

① 韩祇和：北宋医学家，著有《伤寒微旨论》。

不安，本神自病也。用小柴胡以解表里之邪，用生地以凉血中之热，其加及承气、抵当等汤者，各因其微甚而泻之也。

抵当汤

水蛭　虻虫　桃仁　大黄

抵当者，至当也。蓄血者，死阴之属真气运行而不入者也。故草木不能独治其邪，务必以灵动嗜血之虫为之向导。飞者走阳络，潜者走阴络，引领桃仁攻血，大黄下热，破无情之血结，诚为至当不易之方，毋惧乎药之险也。

六神散

人参　白术　茯苓　甘草　山药　扁豆

表热去后又发热者，世医不晓，或再用凉药，或再解表，或谓不治。不知此表里俱虚，气不归原，而阳浮于外，所以再热，非热症也。宜用此汤加粳米煎，和其胃气，则收阳归内而身凉矣。热甚，加升麻、知母，名银白汤。

卷之七集补湿温方论终

卷之八　湿病方论

太阳病，关节疼痛而烦，脉沉而细者，此名湿痹。湿痹之候，其人小便不利，大便反快。但当利其小便。

湿为六淫之一，故感人亦先太阳，湿流关节，故头痛烦。比烦躁不同，烦躁从内起，此则风湿滞肌体，不能适意也。湿脉则沉而细，湿性濡滞而气重着，故名痹。痹者，闭也，着而不去也。中湿之人，必先有内湿，而后感外湿。《经》云：湿胜则濡泄，小便不利。盖气为湿所痹，则气化不敏。膀胱先为湿壅，势必转趋大肠，而大便反快。治之者必先逐内湿，而后可以除外湿，故曰：当利其小便。盖便利则气化，气化则湿行，将关节之痛亦除矣。

湿家之为病，一身尽疼，发热，身色如熏黄也。

此湿之久郁为热者。盖湿外盛，阳必内郁。湿外盛为身疼，阳内郁为发热。热与湿合，交蒸互郁，则身色如熏黄。熏黄者，色黄而晦，湿气沉滞故也。

一身尽疼者，人身外主肌肉，内主脾胃。长夏湿着脾胃，淫于肌肉，则遍体疼痛，不止关节矣。故立夏后湿温从三焦而伤肌肉，为太阴阳明所属。

湿家，其人但头汗出，背强，欲得被覆向火。若下之早则哕，胸满，小便不利，舌上如苔者，以丹田有热，胸中有寒。

渴欲得水而不能饮，则口燥烦也。

寒湿居表，阳气不得外通，而但上越，为头汗出，为背强，欲得被覆向火，是宜驱寒湿以通其阳。乃反下之，则阳气更被抑，而哕乃作矣。或上焦之阳不布而胸中满，或下焦之阳不化而小便不利。舌上如苔者，本非胃热，而舌上津液燥聚如苔之状，实非苔也。盖下后阳气反陷于下，而寒湿仍聚于上，于是丹田有热而渴欲饮，胸中有寒而复不能饮，则口舌燥烦，而津液乃聚耳。

湿未变热而早下之，所谓攻其热必哕也。由是阳下陷而丹田有热，则小便不利。胸上有寒则胸满，舌上如苔白滑，渴欲饮而不能饮，仍非上焦之渴，乃因下焦营分热而欲水，上焦气分寒而不能饮，徒口燥烦也。则所以调其寒热，和其上下者，黄连汤其近之。

湿家下之，额上汗出，微喘，小便利者死。若下利不止者，亦死。

湿在人身经络肌腠间病也，若动大腑，则经络之邪不去，而元气顿削，故治湿始终不可下。观首章云“但当利其小便”，后章云“法当汗解”，可知矣。虽仲景云有“下之早则哕”句，似乎太早不可，而后则可下，不知此为头汗而表未解者，虑其有内入之事。表邪内入变热，至湿热蕴积成实，则可下矣，非言治湿可下也。故曰湿家下之则阳虚者，因寒利之药骤然攻之，肾阳先脱，肾先病，心为应，额为心部而肾水乘之，则额上汗出，微喘，孤阳上脱矣。小便利者，不时淋滴，则上下交脱矣，故死。若其人下利不止，虽未至阳亡于上，而阴已脱于下矣，故亦死。此误治而阴阳散亡也。

风湿相搏，一身尽疼痛，法当汗出而解。值天阴雨不止，医云：此可发汗。汗之病不愈者，何也？盖发其汗，汗大出者，但风气去，湿气在，是故不愈也。若治风湿发其汗，但微微似欲汗出者，风湿俱去也。

风湿虽并为六淫之一，然风无形，而湿有形，风气迅而湿气缓。值此雨淫湿胜之时，自有风易却而湿难除之势，而又发之速，而驱之过，宜其风去而湿不与俱去也。故欲湿之去者，但使阳气内振而不骤泄，肌肉关节之间充满流行，而湿邪无地可容矣。此发其汗，但微微似欲汗出之旨欤。

湿在人身，黏滞难去，骤汗且不可，而况可骤下乎！故前章曰"下之死"。此但云"不愈"，见用法之不当也。

风湿，脉浮身重，汗出恶风者，防己黄芪汤主之。

此言风湿病，有脾气不能运，而湿不为汗衰者，又不得泥微发汗之例。盖上条之"一身尽疼"，邪虽遍体，正气犹能自用，且发热则势犹外出也。若身重，则肌肉之气湿主之。虽脉浮，汗出恶风，似邪犹在表。然湿不为汗解，而身重如故，则湿欲搏风，而风热盛则不受搏，反搏肌肉之正气。明是脾胃素虚，正不胜邪，外风内湿两不相下，故以术、甘健脾强胃为主，加芪以壮卫气，而以一味防己逐周身之风湿也。谓身痛发热之湿邪尚在肌腠，此正气为湿所痹，汗出而湿不解，故不用麻黄出之皮毛之表，而用防己驱之肌肤之里。服后如虫行皮中及从腰以下如冰，皆湿下行之征也。然非芪、术、甘草，焉能使卫阳复振而驱湿下行哉！

选用诸方

防己黄芪汤

防己　黄芪　白术　甘草　生姜　大枣

服后当如虫行皮中，从腰以下如冰。暖坐被上，又以一被绕腰下，温令微汗，瘥。

木防己汤

防己茯苓汤

方见湿温。

治太阳风湿病。

瓜蒌桂枝汤

方见湿温。

治太阳痉湿病。

五苓散

方见湿温。

治太阳中暑烦渴。

二术四苓散

苍术　白术　猪苓　茯苓　泽泻　羌活　栀子　黄芩　芍药　甘草

通治表里湿邪，从水道出，兼清暑热之气。

除湿汤

半夏曲　苍术　白术　陈皮　茯苓　甘草　藿香叶　厚朴

中湿，身体重着，腰腿酸疼，大便溏，小便或涩或利。

羌活胜湿汤

羌活　独活　藁本　防风　川芎　蔓荆子　甘草

治脊痛项强，腰如折，项如拔，上冲头痛，乃足太阳经气不行，宜此汤主之。

清热渗湿汤

黄柏　黄连　苍术　白术　茯苓　泽泻　甘草

治湿热浮肿，肢节疼痛，小水不利。如单用渗湿，去黄柏、黄连，加橘皮、干姜。

肾着汤

白术　茯苓　干姜　甘草

治伤湿身重，腹痛腰冷，不渴，小便自利，饮食如故，病属下焦。

平胃散

方见湿温。

方中加草果，用以散滞气，利膈痰。因湿因寒者多效。

续随子丸

续随子　人参　木香　槟榔　寒食面　海金沙　防己　赤苓　葶苈

枣肉为丸，桑皮汤下。

治肺经有湿，通身虚肿，满闷不快，或嗽或喘。

导水丸

大黄　黄芩　滑石　黑丑

子和治水湿相搏，而有阳明实热者。

越婢汤

麻黄　石膏　甘草　生姜　大枣

恶风，加附子。

风水在皮肤之间，用麻黄之辛热以泻肺，石膏之甘寒以清胃，以肺主通达水道，胃主分别水谷故也。甘草协和，以为之佐。姜、枣调和营卫，不使大发散耗津液，非无谓也。

大顺散

杏仁　干姜　肉桂　甘草白砂拌炒，仍去砂

治避暑广厦，食生冷，袭风凉，抑遏阳气而为吐泻者，病由暑湿伤脾也。故先将甘草、干姜同炒，辛甘化阳以快脾欲。再入杏仁同炒，利肺气以安吐逆。白砂，《本草》主治绞肠痧痛，用其拌炒以燥脾湿。复以肉桂为散，俾芳香入阴，升发阳气，以交中焦去脾之湿。湿去而阳气得升，三焦之气皆顺，故曰大顺。

禹攻散

黑丑　大茴香　生姜汁

禹攻者，脾湿肿胀肉坚，攻之如神禹决水。牵牛苦热，入脾泻湿，欲其下走大肠，当以舶茴辛香引之，开通阳道，走泄湿邪，决之使下，一泻无余，而水土得平。

中满分消汤

人参　黄芪　当归　茯苓　泽泻　半夏　柴胡　升麻　麻黄　益智　草果　厚朴　干姜　生姜　黄连　黄柏　青皮　木香　川乌　吴茱萸　荜澄茄

治中满，寒胀寒疝，二便不通，四肢厥逆，食入反出，腹中寒，心下痞，下虚阴躁，奔豚不散。

东垣曰：或多食寒凉及脾胃久虚之人，胃中寒则胀满，或脏寒生满，此汤主之。

香薷饮

香薷　半夏　扁豆

香薷热服则作泻，须冷服。且热服气升易吐，佐苦降，如杏仁、芩、连，则不吐。香薷饮乃散阳气，导真阴之剂。若元气虚，犯房劳而用之，适所以招暑也。

五皮饮

陈皮　茯苓皮　桑白皮　大腹皮　姜皮

或用五茄皮、地骨皮。

治水病肿满，上气喘急，或腰以下肿甚。方中皆用皮者，水溢皮肤，以皮行皮也。

浚川散

甘遂　芒硝　大黄　黑丑　郁李仁

子和此方治痰饮，利水气。

牡蛎泽泻散

牡蛎　泽泻　海藻　瓜蒌根　蜀漆　葶苈　商陆根

水停于内，外泛作肿。以牡蛎破水之坚，泽泻利水之蓄，海藻散水之泛，瓜蒌消水之肿。又以蜀漆、葶苈、商陆根辛苦之品，峻逐水气，使从二便而出。然此方施之于形气实者，其肿即愈。若病后土虚，不能制水，肾虚不能行水，则又当别论也。

三花神佑丸

黑丑　大黄　芫花　大戟　甘遂　轻粉

治一切沉积痰饮，变生诸病，或气血壅滞，湿热郁结，走注疼痛，风痰胀满。

舟车丸

大黄　黑丑　芫花　大戟　甘遂　轻粉　青皮　橘红　木香

治水肿水胀，形气俱实。

小胃丹

芫花　大黄　大戟　甘遂　黄柏

上可去胸膈之痰，下可利肠胃之痰。

小青龙汤

麻黄　细辛　干姜　桂枝　芍药　甘草　半夏　五味

伤寒表不解，心下有水气，呕哕而咳，发热，或渴，或利，或小水不利，少腹满而喘。并治肺经受寒，咳嗽喘急，宜服此以发散表邪。

控涎丹

甘遂　大戟　白芥子

控，引也，引三焦之痰涎达于水道也。白芥子色白，入肺而达上焦。甘遂色黄，入脾而行中焦。大戟色黑，入肾而走下焦。三者引经各异，而涎于水道则同。故复之为方，当审症采用也。

消暑丸

半夏　茯苓　甘草

生姜汁丸，热汤下。

长夏炎蒸，湿土司令，故暑必兼湿。便秘烦渴，或吐或利者，以湿胜而气不能施化也。此方不治其暑，专治其湿。用半夏、茯苓行水之药，少佐甘草以和其中。半夏用醋煮者，以醋能开胃散水，敛热解毒也。使暑湿之气从小便下降，则脾胃和而烦渴除。

麻黄白术汤

麻黄　白术　桂枝　杏仁　甘草

白术逐皮间风水结肿，加于麻黄汤中，为风能胜湿之剂。

桂枝附子汤

桂枝　附子　甘草　生姜　大枣

此方一治亡阳，一治风湿。其治风湿者，以风为天之阳邪，湿为地之阴邪。桂枝、甘草辛甘可以化风，熟附可以温经去湿也。此风胜于湿之方也。

白术附子汤

白术　附子　甘草　生姜　大枣

一服觉身痹，半日三服尽。其人如猬状，勿怪。是术、附并走皮中，逐水气未得除故耳。

湿胜于风者，用术附汤。以湿之中人也，太阴受之。白术健脾去湿，熟附温经去湿，佐以姜、枣和表里。不必治风，但使湿去，则风无所恋而自解矣。

甘草附子汤

甘草　附子　白术　桂枝

日三服，得微汗则解。

此两表两里之偶方也。风淫于表，湿流关节，阳衰阴胜，治宜两顾。白术、附子走里胜湿，桂枝、甘草走表化风，独以甘草名其方者，病深关节，义在缓而行之，徐徐救解也。

麻黄杏仁薏苡甘草汤

麻黄　杏仁　薏苡仁　甘草

治风湿一身尽痛，发热，日晡剧者，因汗出当风所致。

卷之八湿[1]病方论终

① 湿：原作“温”，据卷端标题改。

卷之九　分经辨症暑门

暑脉

脉虚身热，得之伤暑。

太阳中暍者，身热疼重，而脉微弱，或脉弦细芤迟。热伤气而不伤形，则气消而脉虚弱，所谓弦细芤迟，皆虚脉也。暑热有三四部无脉者，被火所逼勒而藏伏耳，非绝无也，于病无妨。不同寒症，症阳脉阴者，死也。但照经用辛寒药，火散而脉起矣。然虽无脉，必有一二部洪数为辨，方为伏脉。若两手无脉，肤冷汗泄，或吐泻不止，又为阳气涣散之候，不可概视。

暑症

暑之伤人，不拘表里，不以渐次，不论脏腑。冒暑蒸毒，从口鼻入者，直中心包络经。先烦闷，后身热，行坐近日，熏灼皮肤肢体者，即时潮热烦渴，入肝则眩晕顽麻，入脾则昏睡不觉，入肺则喘咳痿躄，入肾则消渴。非专心主，而别脏无传入也。中暑归心，神昏卒倒，暑伤肉分，周身烦躁，或如针刺，或有赤肿。冒暑入肠胃，或腹痛恶心呕泻。伏暑久伏三焦肠胃之间，热伤气而不伤形，旬日莫觉，变出寒热不定、霍乱吐泻、膨胀中满、疟痢烦渴、腹痛下血等症。

暑乃盛热之气着人也，有冒、有伤、有中，三者有轻重之分。或腹痛水泻者，胃与大肠受之。恶心者，胃口有痰饮也。或身热头痛，躁乱不安者，或身如针刺者，此为热伤在肉分也。或咳嗽，寒热，脉数，此盛火乘金，热在肺也。

暑热有余

暑热，身热自汗，口渴面垢而已。余症皆后传变。

后夏至为病暑，暑发自阳明，古人以白虎汤为主。治必审其有大汗而渴，齿燥，脉洪而长者可用。无汗不渴禁与。

暑邪在表，头疼恶寒，双解散加香薷及香薷饮解之。如在半表半里，泄泻烦渴，饮水吐逆，五苓散治之。热甚，益元散清之。若表解里热甚，黄连消暑丸。

气虚伤暑

气虚身热，得之伤暑，热伤气故也。盖时当长夏，湿热大胜，蒸蒸而炽。人感之，四肢困倦，精神短少，懒于动作，胸满气促，肢节沉痛。或气高而喘，身热而烦，心下膨痞，小便黄而少，大便溏而频，或渴或不渴，不思饮食，自汗体重，或汗少者，气血病也。其脉中得洪缓，若湿气相搏，必加以迟。宜以清燥之剂治之，名清暑益气汤。

脾胃虚弱，遇六七月间，河涨霖雨，诸物皆润，人汗沾衣，身重短气，甚则四肢痿软，行步不正，脚欹[①]眼黑，此肾水与膀胱俱竭之候也。当滋肺气以补水之上源，又使庚大肠不受邪热，不令汗大泄也。圣人立法，夏月宜补者，补天元真气，以人参、麦冬、五味子生脉。脉者，元气也。

暑之伤也，劳苦者多得之。暑邪开腠理，夺正气，随汗大泄，邪不入里，所谓“精气夺则虚”。而发热者，虚火也，脉当迟细。宜扶正气为主，带驱暑邪，清暑益气汤之类是也。因汗大泄，邪反入里，所谓“邪气盛则实”。而发热者，实火也，脉

① 欹（qī 七）：倾斜。

当洪大。宜驱暑邪为主，带扶正气，白虎加人参汤之类是也。

暑分阴阳

有中暑而病者，为阳暑。有因暑而致病者，为阴暑。阳暑者，暑月受热，如奔走道途，田间力役之类，为外感天日之暑热，此宜清凉解其暑毒。阴暑者，暑月受寒，如纳凉广厦，饮啖瓜果冰水之类，此因避天之暑热，而反受阴凉风露，即为伤寒之属。一切治暑清凉之方，即不得迳施，如无汗仍须透表以宣其阳，如吐利急须和解以安其中，甚者，少用温药以从治之。故冒暑之霍乱吐泻，以治暑为主；避暑之霍乱吐泻，以和中温中为主，不可不辨也。

阴暑虽系阴邪，若邪感于外而火盛于内，或阳明热盛者，此又阴中之阳，而当解表与清热兼行者也。阳暑虽为阳症，若内本无热而因热伤气，但气虚于中者，便有伏阴之象。或脉虚恶寒，或呕恶腹痛，或泄泻倦怠之类，皆阳中之阴。但当专顾元气，虽在暑月，温补在所必用。

暑风

中暑卒倒无知，名曰暑风。大率有虚实两途。实者，痰之实也。平素积痰充满经络，一旦感召盛暑，鼓激痰饮，阻塞气道心窍，卒倒流涎，此暑暍合病之最急者，先开其痰，后清其暑，犹易为也。虚者，阳之虚也。平素阳气衰微不振，阴寒久已用事，一旦感召盛暑，邪凑其虚，此湿暍病之得自虚寒者，宜回阳药中兼清其暑，最难为也。暑者，相火行令也。火热制金，不能平木，搐搦，不省人事，曰暑风者，内外合而炎灼，所以卒倒也。

暑厥

夏令受热昏厥，即热气闭塞孔窍所致，此为暑厥。其邪入于络，与中络同法，牛黄丸、至宝丹芳香利窍可效。神醒以后，用清凉血分如连翘、竹叶心、元参、鲜生地、二冬之属。此病初起，大忌风药。大凡热深厥深，四肢逆冷，但看面垢齿燥，二便不通，或泻不爽，为是大忌，误认为寒也。

治暑之法

暑邪先用辛凉，继用甘寒，后用酸泄敛津，不必用下。暑邪必挟湿，状如外感风寒，忌用柴、葛、羌、防。如肌表但热无汗，辛凉轻剂无误，宣通上焦，如杏仁、连翘、薄荷、竹叶。初病暑热伤气，竹叶石膏汤，或清肺轻剂。暑热深入，壮热烦渴，白虎汤、六一散。

暑病头胀如蒙，皆湿盛生热，白虎、竹叶，或清散暑风轻剂，如鲜荷叶、滑石、甘菊、连翘。

香薷辛温气升，热服易吐，佐苦降，如杏仁、芩、连，则不吐。

《准绳》治暑之法

暑气攻里，热不解，心烦口干，辰砂五苓散，或香薷饮加黄连。

暑气攻里，腹内刺痛，小便不通，生料五苓散加木香，或止用益元散。

暑气入心，身烦热而昏闷，辰砂益元散，或黄连香薷饮。暑先入心者，心属南方离火，各从其类。小肠为心之腑，利心经暑毒由小肠中出，辰砂五苓为治暑上剂也。

暑毒客于上焦，胸膈痞塞，汤药至口即出，不能过关，或上气喘急，六和汤浸凉，调入麝香少许。

伤暑自汗，手足厥冷者，煎六和汤，调苏合香丸。

暑气久而不解，遂成伏暑，内外俱热，烦躁自汗，大渴喜冷，宜黄连香薷饮，继进白虎。若暑毒深入，结热在里，谵语烦渴，大便秘结，小便赤涩者，三黄石膏汤。

伤暑挟邪治法

冒暑饮酒，引暑入肠内，酒热与暑气相并，发热大渴，小便不利，其色如血，生料五苓散，去桂，加黄连。

伤暑而伤食者，或因暑渴饮食生冷者，畏食恶心，脘痞舌白，并宜六和汤，倍砂仁。

有伤于暑，因而露卧，又为冷气所入。其人自汗怯风，身痛头痛，去衣则凛，着衣则烦，宜用六和汤，以内有藿香能解表也。

有因伤暑，遂饮以冷水，致暑毒留结心胸，精神昏愦，语音不出者，煎香薷饮化苏合香丸。若先饮冷后伤暑者，五苓散主之，此必心下痞侬。

伤暑入水洗浴，或冒冷雨，暑湿相搏，自汗发热，身重，小便不利，宜五苓散。

伏暑烦渴而多热痰者，黄连消暑丸。

选用诸方

白虎汤

方见湿温。

暑发自阳明，古人以白虎汤为主，治必审其人有大汗而渴，齿燥，脉洪而长者可用。脉虚，加人参。

白虎汤治阳明经表里俱热，与调胃承气汤为对峙。调胃承气导阳明腑中热邪，白虎泄阳明经中热邪。石膏泄阳，知母滋阴，粳米缓阳明之阳，甘草缓阳明之阴。因石膏性重，知母性滑，恐其疾趋于下，得粳米、甘草载之于上，逗留阳明成清化之功。名曰白虎者，虎为金兽，以明石膏、知母之辛寒，肃清肺金，则阳明之热自解，实则泻子之理也。

双解散

方见春温。

方中加香薷，用以辛散皮肤之蒸热，温解心腹之凝结，为清暑主药。

益元散

方见春温。

渗泄之剂，不损元气，故名益元。滑石味淡性利，色白入气，复以甘草载引上行，使金令肃降，故暑湿之邪伤上焦者效，甚速。其下清水道，荡热渗湿之功，亦非他药可及。

黄连消暑丸

黄连　半夏　甘草　茯苓

姜汁为丸。

治伏暑烦渴，而多热痰者。

清暑益气汤

方见湿温。

东垣治脾胃虚衰所生受病之方也。夏月袭凉饮冷，内伤脾胃，抑遏真阳，而外伤暑湿，上焦心肺先受之，急宜益气，不令汗泄以亡津液。人参、黄芪、炙甘草之甘，补元气，退虚热。麦冬之寒，滋水源，清肺热。五味之酸，泻肝火，收肺气。白术、泽泻，上下分消其湿热。广皮、青皮，理脾气而远肝邪。升麻、苍术、葛根，助辛甘之味，引清气以行阳道。俾清气出于脾，右迁上行以和阴阳。湿胜则食不消，用炒神曲以消痞满。热胜则水涸，用黄柏补水虚以滋化源。洁古云：暑邪属阴，当发散之。此治劳苦之人冒暑者也。若膏粱之体，饮食房劳，避暑而为暑所中者，当清解与补益兼施。

士材曰：热伤元气，清浊不分。故见症胸满气促，困倦，大便溏泄。黄芪、二术为元气之保障，人参、五味为治节之藩篱。升麻、葛根引清气上升，神曲、泽泻分浊气下降。根本充实，清浊不淆，虽有湿热之邪，无所容矣，故曰清暑益气。

生脉散

方见湿温。

暑热刑金则伤肺，是从所不胜者为贼邪，故脉来有虚散之足虑。非先从滋其化源，挽回于未绝之先，则一绝而不可复。此孙真人为之急培元气，而以生脉名方也。麦冬清权衡治节之司，五味收先天癸水之原。人参引领麦冬、五味，都气于三焦，归于肺，而朝百脉，犹天之云雾清，白露降，故曰生脉。

白虎加人参汤

方见湿温。

发热，为热在表。渴欲饮水，为热在里。身热饮水，表里俱有热。无大热，热未退也。燥渴心烦，为里热已炽。背微恶寒，为表未全罢。宜以白虎解肌清热，加人参补气生津。

竹叶石膏汤

方见春温。

治伤暑，脉虚烦渴。

《金匮》云：太阳中热者，暍是也。其人汗出恶风，身热而渴，此汤主之。夫汗出恶风，卫气虚也。身热而渴，肺金受火克而燥渴也。心火适旺，肺金受伤，用此汤以救肺金，存津液而却炎蒸也。

六一散

滑石　甘草

此方统治上下表里诸病，取其通除上下三焦湿热也。体盛湿多之人宜服之，以解暑利水，使湿热从小便出。

辰砂五苓散

辰砂　桂枝　白术　茯苓　猪苓　泽泻

暑先入心，小肠为心之腑，利心经暑热由小肠中出，辰砂为治暑上剂也。

生料五苓散

方见湿温。

用生料者，取其疾趋下行也。方中加木香，以利三焦气分，使暑气不侵。

黄连香薷饮

黄连　香薷　厚朴

丹溪[①]云：风暑当发汗。夏月多在风凉处歇，遂闭其汗而不泄故也。香薷，夏月发汗之药，散暑和脾则愈。

六和汤

人参　白术　茯苓　甘草　半夏　木瓜　扁豆　砂仁　杏仁　厚朴　藿香　生姜　大枣

六和者，和六腑也。脾胃为六腑之总司，故凡六腑不和之

---

① 丹溪：即朱丹溪，元代医学家，金元四大家之一。名震亨，字彦修，婺州义乌（今浙江义乌）人，因世居丹溪，又称其为“丹溪翁”或“丹溪先生”。著有《格致余论》《局方发挥》《丹溪心法》等。

病，先于脾胃而调之。香能开胃窍，故用藿、砂；辛能散逆气，故用半、杏；淡能利湿热，故用茯、瓜；甘能调脾胃，故用扁、术；补可以去弱，故用参、草；苦可以下气，故用厚朴。夫开胃散逆则呕吐除，利湿调脾则二便治，补虚去弱则胃气复，诸疾平。又云：食饮为患，和以砂仁；夹涎吐逆，和以半夏；膈气不利，和以杏仁；胃虚不调，和以参、术；中气不快，和以藿香；伏暑伤脾，和以扁豆、厚朴；转筋为患，和以木瓜；三焦蓄热，和以赤苓；气逆吐利，和以甘草。

苏合香丸

方见湿温。

方古庵[1]曰：此方乃劫剂也。夫暑热流金灼石，人到其时肤腠开豁，气液耗散而烦渴，纵饮寒凉而不顾。况气液为汗，发泄于外，其中虚矣。所以不能克化水谷，而停积胶固于内，发为呕吐泄泻，腹痛身冷诸症。

黄连五苓散

黄连　白术　茯苓　猪苓　泽泻

暑入肠内，发热大渴，小便不利如血。

白虎加苍术汤

苍术　石膏　知母　粳米　甘草

前方加人参则益虚，此方加苍术则胜湿。

酒煮黄连丸

黄连　好酒

伏暑发热，呕吐恶心。

---

① 方古庵：明代医学家。名广，字约之，号古庵，休宁（今安徽休宁）人。著有《丹溪心法附余》。

消暑十全散

香薷　扁豆　厚朴　木瓜　陈皮　甘草　白术　茯苓　藿香　苏叶

《局方》去陈皮，加入白檀香。

凉亭水阁，大树浓荫之下，过受凉快，为寒所袭。头疼，恶寒发热，肢体拘急，是亦感寒之类，脉必弦紧，宜此主之。

地浆饮

墙阴掘黄土，深三尺，作坎，以新汲水沃入，搅浊。少顷，取清用之，忌米汤。

中暑霍乱，乃暑热内伤神迷所致。阴气静则神藏，躁则消亡，非至阴之气不愈。坤为地，地属阴，土曰静顺。地浆作于墙阴坎中，为阴中之阴，能泻阳中之阳也。

浆水散

桂枝　附子　干姜　良姜　半夏　甘草

地浆水煎。

土浆水功专去暑湿，解热渴，故以名方。夏月暴泻，亡阳汗多，腹冷气少，脉微者，君以桂枝、附子、干姜，迎三焦之阳内返中焦。佐以炙甘草、土浆，奠安阴气，俾微阳有所归附。仍佐以半夏通经，良姜通络，为之交通上下，旋转阴阳。庶阳气有运行不息之机，而后元神可复。

人参益气汤

人参　黄芪　甘草　升麻　柴胡　芍药　五味

此补中益气之变方也。加白芍、五味，酸涩敛阴，用以收先天癸水之原。

通苓汤

灯心　麦冬　淡竹叶　车前穗

伤暑，潮热烦渴，小便不利。

桂苓丸

肉桂　茯苓

冒暑烦渴，饮水过多，心腹胀满，小便少。

泼火散

黄连　地榆　青皮　芍药

夏月卒倒，不省人事，名曰暑风。乃心火暴甚，暑热乘之，令人噎闷，昏不知人。以其人阴血素亏，暑毒深入血分。此方以平常凉血之药，清解血分之暑风，美其名曰泼火散。夫中天火运，流金灼石，而此能泼之，益见暑风为心火暴甚，煎熬真阴，舍清心凉血之外，无可扑灭者。

小半夏加茯苓汤

茯苓　半夏　生姜

此方入足太阳阳明。半夏、生姜，行水气而散逆气，能止呕吐。茯苓，宁心气而泄肾邪，能利小便。所谓不治其暑，专治其湿。

缩脾饮

砂仁　扁豆　葛根　草果　乌梅

《直指方》加香薷。

暑必兼湿，湿属脾土，暑湿合邪，脾胃病矣，故治暑必先去湿。砂仁、草果，辛香温散，利气快脾，消酒食而散湿。扁豆解中宫之暑而渗湿，葛根升胃中清阳而生津。乌梅能清热解渴，甘草可补土和中。

来复丹

硝石　硫黄　太乙元精石　五灵脂　橘红　青皮

《易》言：一阳来复于下，在人则为少阳所出之脏。病上盛下虚，则阳气去，生气竭。此丹能复阳于下，故曰来复。元精乃盐卤至阴之精，硫黄乃纯阳石火之精，寒热相配，阴阳互济，有扶危拯逆之功。硝石化硫为水，亦可佐元、硫以降逆。灵脂引经入肝最速，能引石性内走厥阴，外达少阳，以交阴阳之枢纽。使以橘红、青皮者，纳气必先利，用以为肝胆之向导也。

枇杷叶散

枇杷叶　厚朴　丁香　香薷　麦冬　木瓜　白茅根　陈皮　甘草　生姜

中暑伏热，烦渴引饮，呕哕恶心，头目昏眩。

冷香饮子

方见湿温。

治霍乱，阴阳睽隔，烦躁脉伏者。草果、陈皮温脾止痛定呕，炙甘草、生姜奠安脾经阴阳，以炮附子通行经络，交接上下。用饮子者，轻清留中也。冷服者，温而行也。

五物香薷饮

香薷　半夏　扁豆　茯苓　甘草

十味香薷饮

香薷　扁豆　茯苓　甘草　人参　白术　黄芪　厚朴　木瓜　陈皮

暑为阳邪故蒸热，暑必兼湿故自汗。暑湿干心则烦，干肺则渴，干脾则吐利，上蒸于头则重。香薷辛温，入脾肺气分，发汗，泄宿水，而定吐利。暑邪结于胸中，非厚朴不散。暑邪陷脾，非扁豆无以和中。是方用于纳凉饮冷，阳邪为阴邪所遏，反中入内，见头疼恶寒之症。以香薷发越阳气，散水和脾则愈。热盛，则加黄连，以泻心火而除烦。湿盛，则加茯苓、木瓜，以去脾湿。溽暑之时，湿热交作，湿因火蒸，逆乘于头，故昏重。《经》曰：壮火食气。脾气受伤，重之以湿，又其所恶，中黄失令，则阴阳不能分利，清浊不能泌别，吐利之所由来也。以参、芪保肺，扶不胜之金。以苓、术扶脾，壮资生之本。陈皮、厚朴，袪逆上之炎蒸。扁豆、甘草，和乖乱之神气。香薷之用，清散暑邪，善除湿热。木瓜之加，为中宫制贼邪，不使肝木乘虚来犯。夫如是，则脾胃治而湿热消，吐利止矣。

元丰朝立和剂局，于中暑一门独详。其取用小半夏茯苓汤，不治其暑，专治其湿。又加甘草，名消暑丸，见消暑在消其湿，名正言顺矣。其香薷饮用香薷、扁豆为主方。热盛，则去扁豆，加黄连为君，治其心火。湿盛，则去黄连，加茯苓、甘草，治其脾湿。其缩脾饮，则以脾为湿所浸淫而重滞，于扁豆、葛根、甘草中，佐以乌梅、砂仁、草果，以快脾而去脾所恶之湿，甚则用大顺散、来复丹，以治暑症之多泻利者，又即缩脾之意而推之也。其枇杷叶散，则以胃为湿所窃据而浊秽，故用香薷、枇杷叶、丁香、白茅根之辛香，以安胃而去胃所恶之臭，甚则用冷香饮子，以治暑症之多呕吐者，又即枇杷叶散而推之也。后来诸贤以益虚，继之河间之桂苓甘露饮，五苓、三石、甘草，意在生津液，以益胃之虚。子和之桂苓甘露，用人参、葛根、木香、藿香，益虚之中，又兼去浊。或用十味香薷，于《局方》中增参、芪、白术、陈皮、木瓜，益虚以去湿热。乃至东垣之清暑益气，人参、黄芪又补中益卫，以去其湿热。肥白内虚之人，勿论中暑与否，所宜频服者也。

卷之九分经辨症暑门终

卷之十　分经辨症疟门

正疟

《疟论》云：得之汗出遇风，及得之以浴，水气舍于皮肤之内。又云：夏暑汗不出者，秋成风疟。则知至秋成疟者，乃因暑而受寒，即阴邪也。阴邪多伏，故留于营卫，至秋新凉外束而疟作矣。

疟之发也，《内经》言：水气与卫气并居。又言：邪客于风府。是风府为邪客之所，而卫气中未尝无并居之邪。邪气与卫气甚恶，其并何也？卫气与邪相并则病作，与邪相离则病休；并于阴则寒，并于阳则热；离于阴则寒已，离于阳则热已。故王宇泰[①]谓：寒多者宜升其阳，不并于阴则寒自已；热多者宜降其阴，不并于阳则热自已。寒热交作者，一升一降，而以渗利之药从中分之，使不交并则愈。

疟之发也，阴阳之相移，必从四末始。然相并之地，起于四末，会于中脘。故子和治病疟二年，坚束其处，决去其血，使邪往而不得并，立愈。徐忠可[②]治胎疟，候未来之前，用水晶糖一两顿服贮中，堵截相并之路，无不立效。

疟脉自弦，弦数者多热，弦迟者多寒。盖疟邪之舍于营卫，正属少阳半表半里。故不但初病之脉弦，即久疟正虚，脉不鼓

---

① 王宇泰：明代医学家。名肯堂，字宇泰，一字损仲，号损庵，自号念西居士，金坛（今江苏金坛）人。著有《六科证治准绳》等。

② 徐忠可：清代医学家。名彬，字忠可，秀水（今浙江嘉兴）人。著有《伤寒方论》《金匮要略论注》《伤寒图说》等。

指，而弦象亦隐然在内。偏阴则多寒，偏阳则多热，皆自少阳而造其偏，补偏救弊，阴阳两协于和则愈。

浅者病在三阳，随卫气以为出入，而一日一作。深者病在三阴，邪气不能与卫气并出，故间日或三日一作。

疟疾多因风寒暑湿而得之，乃天之邪气所伤，当以汗解。故仲景、河间悉用发表之药，但以寒热多少分经络而治。

瘅疟、温疟

师曰：阴气孤绝，阳气独发，则热而少气烦冤。

喻注：肺主气者，少气烦冤，则心主脉者，阳盛脉促，津亏脉代，从可推矣。

手足热而欲呕，名曰瘅疟。若但热不寒者，邪气内藏于心，外舍分肉之间，令人消烁肌肉。

温疟者，其脉如平，身无寒但热，骨节疼烦，时呕，白虎加桂枝汤主之。

嘉言曰：仲景云弦数者，风发也，以饮食消息止之。谓弦数之脉，热盛生风，必侮土，而传其热于胃，坐耗津液，阳愈偏而不返。倘不以饮食消息，急止其移胃之热，必上熏心肺。所以云：邪气内藏于心，外舍分肉之间，令人消烁肌肉。饮食消息，即梨汁、蔗浆生津止渴之属。正《内经》“风淫于内，治以甘寒”之旨也。

牡疟

寒多者，名曰牡疟。蜀漆散主之。

牡疟者，心经之疟也。心为阴中之阳，邪气结伏于心下，心阳郁遏不舒。疟发寒多热少，不可谓其纯寒也。主以蜀漆散，通心经之阳，开发伏气，而使营卫调和，是以吐法为和法也。

暑风疟

风暑当发汗，夏月多在风凉处歇，遂闭其汗而不泄故也。按暑月表气发泄，若人行坐近日，熏烁皮肤，先伤暑热之气，复当风露卧，束以寒凉，即时头胀寒热、恶心痞闷，此邪郁上焦，从肺疟治。初起热多寒少，烦渴便秘，脉洪而数者，阳邪之胜也，宜以辛凉之剂解其热。若寒多热少，便调不渴，脉迟而小者，阴邪之胜也，宜以辛温之剂散其寒。暑为热气，症多热烦渴，邪自肺受者，桂枝白虎汤二进必愈。

初病暑风湿热疟，脘痞痛，宜枳壳、桔梗、蒌皮、香豉、杏仁、厚朴、山栀。

头重，宜辛凉轻剂，连翘、薄荷、滑石、羚羊角、蔓荆子，重则用石膏。热盛，用芩、连、山栀。口渴，用花粉。烦渴，用竹叶石膏汤。暑邪热伤，初在气分，日多不解，渐入血分，反渴不多饮，唇舌绛赤，芩、连、膏、栀不应，必用血药，佐以清气药一味足矣。轻则用青蒿、丹皮、犀角、竹叶心、木通、元参、鲜生地、淡竹叶。热久痞结，泻心汤选用。

湿疟

湿疟者，寒热，身重烦疼，胀满，自汗，善呕。因汗出冷浴，湿着皮肤，及冒雨湿也。用五苓散。汗多者，白术附子汤。

太阴湿疟，脾阳伤，冷热不运，舌白脘闷，当理气分。初用正气散，或用辛温，如草果饮。以草果治太阴独胜之寒，知母治阳明独胜之热。

痰疟

乘凉饮冷，当风卧湿，饥饱失时，致脾胃不和，痰积中脘，遂成疟疾。所谓无痰不成疟也。长夏人中气虚，则水谷停聚而为痰饮于胸胁矣，久则稠黏胶固，营卫运行不通而疟成。宜开郁豁痰为主，草果饮子、露姜饮之类。

一妇病三日疟，已三月，脉无，时寒，食少经闭，但言动作梳洗如常，知非气血衰，乃为痰所凝积，痰生热结，伏其脉而不见耳。当作实热治，与三化丸。旬日后，食进，脉出带微弦，令淡味，疟愈经行。

食疟

疟而恶饮食者，必从饮食上得之，当以食治。

食疟，一名胃疟，饮食饥饱伤胃而成。其状恶食中满，呕逆腹痛，青皮、陈皮、半夏、草果、白蔻仁作剂。

疟疾皆外邪病，或因素有痰涎及不慎饮食，而更甚有之，未有不因外邪，而但因痰因食成疟者也。《三因》所言痰疟、食疟，言末而忘其本也。

瘴疟

瘴疟，挟岚瘴溪源蒸毒之气致然也。自岭以南，地毒苦炎，燥湿不常，人多瘴疟。其状血乘上焦，病欲来时，令人迷困，甚则发躁狂妄，亦有哑不能言者，皆由败血瘀于心，毒涎聚于脾。坡仙[1]指为脾胃实热所致，有盛于伤暑之疟耳。治之须用凉膈疏通大肠，小柴胡加大黄治瘴，木香丸、观音丸，皆为要药。

---

① 坡仙：即苏轼，北宋文学家。字子瞻，一字和仲，号铁冠道人、东坡居士，世称苏东坡、苏仙、坡仙，眉州眉山（今四川眉山）人。著有《东坡七集》《东坡易传》《东坡乐府》等。

虚疟

昔贤治疟，皆以抉去其邪为急。然有病气留连，久而正衰不能逐邪者，但疟既久而便泻腹膨，倦怠脉微者，此病在阳气，唯温补脾肺，则虚寒自退。若二便秘少，口干烦渴者，此病在阴血，唯滋养肝肾则虚寒自敛。盖古法治骤病，此则治久病之理也。立斋①治久疟，诸药不效，以补中益气加半夏，用人参一两，煨姜五钱，此不截之截也。

仁斋②治一人，久虚便滑，忽得疟疾，呕吐异常，唯专用人参，为能止呕，遂以二陈加人参、白豆蔻二服，寒热不作。盖白豆蔻能消能磨，流行三焦，营卫一转，寒热自平也。

景岳治久疟正虚，诸药不效，用人参、生姜煎，露一宿服，神效，名参姜饮。一以固元，一以散邪也。若阴虚久疟，何人饮、休疟饮为最效。

疟久色夺白唇，自汗多，馁弱，必用四兽饮。阴虚内热，必用鳖甲、首乌。

阴疟

疟发在夏至后、处暑前，此阳经受病，浅而轻也。若发在处暑后、冬至前者，此阴经受病，深而重也。

疟在阴分，须彻起阳分者，即《格致论》中云：脏传出至腑，乱而失期也。又当因其汗之多寡，而为补养升发之术。

一人病虚疟两月，右寸关虚数，两尺豁然，寒则战栗，虽

---

① 立斋：即薛立斋，明代医学家。名己，字新甫，吴县（今江苏苏州）人。著有《内科摘要》《女科撮要》《本草约言》等。

② 仁斋：即杨仁斋，南宋医学家。名士瀛，字登父，号仁斋，怀安（今福建福州）人。著有《仁斋直指方论》《伤寒类书活人总括》等。

重茵厚被不除，热则躁烦谵语，口渴，手扬足掷，汗出如注，种种危状。据脉与症，此脾肾两亏，阴阳两伤之候。虚者责之，盛者责之，不治其本，徒攻其邪，则正虚而邪愈陷矣。用补中益气升发生阳，加半夏清其痰滞，穿山甲直至病所，以发其邪，服后寒热减半，而脉愈虚。改用桂枝加桂汤补正散邪，加炮姜以暖中州，半夏以理痰滞，服后寒热更减，而脉愈虚。乃用人参附桂理中汤，大振阳气，以敌虚邪。越三日寒热已止，两脉稍和，复大用人参、黄芪、白术、当归、附子、炮姜、肉桂、炙草、橘红、桂枝、鹿茸，阴阳两调之法。寒热遂至十四日一发，又减至二十一日一发。服至五十余剂[①]，症始安，脉始和。以后又寒热三次，斯则正气内充，余邪外达之候也。《经》云：因其衰而彰之。遂用小柴胡加桂枝、穿山甲一剂，而寒热顿止，嗣后调补阴阳而全安。

一人病疟，寒则战栗，热则烦渴，胸满中痛，其脉左三部弦涩，右三部微涩无神，其原起于劳肾且郁，以致阴阳并亏，而虚邪内陷也。用人参以安其正，桂枝擅和营卫散邪之力，炮姜、黄连以开其痞，枳实、厚朴、半夏以和中而导痰。二剂右脉已透，寒热少可，而口渴烦躁未已也。盖缘阳分之邪已从外达，而阴虚之邪尚在，燥结不解，则当转温法而用滋法，易阳剂而用阴剂，然后阴阳两和，而邪气无所容矣。乃用人参、生首乌、桂枝、枳实、半夏、黄连，服后大便得通，烦渴即已。改用人参、柴胡、鳖甲、制首乌、半夏曲、茯苓、丹皮、甘草补虚清热之法，而两剂霍然矣。

一人患疟，脉豁大空虚，且寒不成寒，热不成热，气急神

---

① 五十余剂：一石印本作“二十余剂”。

扬，知为元阳衰脱之候。此得之内虚所感，其受伤在少阴肾之一经，与风暑痰食发疟者，有天渊之别。法宜大振阳气，以敌虚邪。以人参、附子煎服，脉已透而少神，此邪气虽达，正气犹亏也。再以参附理中汤大复元气，微加桂枝以越外邪，四剂而寒热止，脉转神而愈。

间疟

《内经》云：其气之舍深，内薄于阴，阳气独发，阴邪内著，阴与阳争不得出，是以间日而作也。

东垣曰：疟之为病，以暑舍于营卫之间，得秋之风寒所伤而后发。亦有非暑，因风寒感冒而得之者，在于阳则发热，在于阴则发寒。并则病作，离则病止，作止故有时。在气则发早，在血则发晏。浅则日作，深则间日。或在头项，或在背中，或在腰脊，虽上下远近之不同，在太阳则一也。

一妇间疟月余，发于申酉，头身俱痛，寒多，喜饮极热辣汤，脉伏，面惨晦，作实热治。以十枣汤为末，粥丸黍米大。服十粒，津咽日三次。令淡饭半月，大汗愈。

三日疟

疟三日一作，阴受病也。作于子午卯酉日，少阴疟也。作于寅申巳亥日，厥阴疟也。作于辰戌丑未日，太阴疟也。夏秋暑风内伏，深入重围，根蒂深固，所感既深，决非一二日汗可除。须用补药助托，俟汗出通身，下过委中，使所感之邪自脏传出至腑，其发也乱而失期，方是佳兆。故治此病，春夏为易，秋冬为难，非有他也，以汗之难易为优劣也。

丹溪治二人痎疟三年，俱发于寅申巳亥日。一人昼发，发于巳而退于申。一人夜发，发于亥而退于寅。昼发者，乃阴中之阳病，宜补气解表，与小柴胡，倍柴胡、人参，加苍白术、青陈皮、川芎、葛根。夜发者，为阴中之阴病，宜补血疏肝，用小柴胡合四物，加青皮。各与十剂，和姜、枣煎。未发时及空日服至八剂，同日大汗而愈。其辨别阴阳之妙，补前人所不逮。

疟母

疟邪已久，深入血分，结为疟母。至腹胁有形，邪与气血胶固，宜鳖甲煎丸。若用煎方，活血通络可矣。

疟胀

疟久面肿，肚膨泄泻，不欲食，或囊肿跗肿，必用东垣益气以升阳。或脾阳消散，用理中汤或益黄散。得效二三日，须投五苓散。一二日再用异功、白术散之类，必全愈矣。或疟愈，食腥太早，脾阳不司健运，气郁不行，为肿为胀，以理脾胃之阳药，或小温中丸。

疟劳

疟邪伤阴，阴精不复，或干咳盗汗，须与甘药滋养，以填阴精，左归丸、六味丸、补元煎之类。营卫弱者，养营、建中、八珍之类。

卷之十分经辨症疟门终

卷之十一　疟门集方

白虎加桂枝汤

桂枝　石膏　知母　粳米　甘草

此方治疟，太阳阳明合病。寒热交争，寒作则必战动。《经》曰：热胜则动也。发热则必汗泄。《经》曰：汗出不愈，知为热也。阳盛阴虚之症，此汤主之。

蜀漆散

蜀漆　云母　龙骨

为散，浆水服一钱。

牡疟，乃心经之疟，邪气结伏心下，心阳郁遏，疟发寒多热少。蜀漆为常山苗，辄取轻扬，入重阳之界引拔其邪。和浆水服，吐其心下结伏之邪。云母在土中，蒸地气上升而为云，故能入阴分，逐邪外出于表。然逐邪涌吐，恐内扰心主而乱神明，故佐龙骨镇心宁神，则吐法转为和法矣。

桂枝石膏汤

桂枝　石膏　知母　黄芩

仲景以但热不寒，邪藏于心肺者，为温瘅二疟。白虎加桂枝，方义原在心营肺卫。白虎汤清营分热邪，加桂枝引领石膏、知母上行至肺，从卫分泄热，使邪之郁于表者，顷刻致和而疟已。

五苓散

方见湿温。

五苓散，太阳里之下药也。太阳风寒，麻、桂汗而发之。太阳暑湿，五苓引而竭之。故湿疟寒热，身重烦疼，胀满者宜之。

不换金正气散

方见湿温。

平胃，以锄胃土之敦阜，而水湿行。佐以藿香，一身之滞气皆宣。助以半夏，满腹之痰涎尽化。正胜则邪不驱而自除。

达原饮

常山　草果　厚朴　槟榔　青皮　石菖蒲　黄芩　知母　甘草

煎露一宿，发后温服。

疟发间日，《内经》言：邪气内薄五脏，横连膜原，其道远，其气深。稽古无疟邪犯膜原之方，唯吴又可[①]治疫初犯膜原，以达原饮为主。余因博采改定，以治间疟。盖疟邪内薄，则邪不在表。非但随经上下，其必横连于膜，深入于原矣。膜为膈[②]间之膜，原为膈肓之原。《经》又言：邪气客于肠胃之间，膜原之下。则膜原又有属于肠胃者。治以常山涤膈膜之痰，槟榔达肓原之气，草果、厚朴温除肠胃之浊邪，黄芩、知母清理肠胃之热邪，复以菖蒲透膜，青皮达下，甘草和中，而疟

① 吴又可：明末清初医学家。名有性，字又可，号淡斋，江苏吴县（今江苏苏州）人。著有《温疫论》。

② 膈：原作"鬲"，据文义改。下同。

自解。

草果饮

草果　川芎　白芷　苏叶　青皮　陈皮　良姜　生姜　甘草

疟，又名痁疾，其症不一。初得病势正炽，一二发间未宜遽截，不问寒热多少，且服此方。

露姜饮

生姜

和皮捣汁一碗，夜晚露至晓，空心冷服。

此治脾胃聚痰，发为疟疾。盖姜汁能开痰故也。

三化丸

大黄　厚朴　枳实　羌活

三化者，使三焦通利，复其传化之利也。加羌活者，症本于风也。然中风多虚气上逆，无用承气之理，非坚实之体，不可轻投。

小柴胡汤

柴胡　黄芩　人参　甘草　半夏　生姜　大枣

方中加大黄，此少阳而兼阳明也，用以涤肠胃之邪，除岚瘴之气，正与大柴胡相发明云。

进而从阳，加姜、桂。退而从阴，加芩、连。

木香丸

木香　槟榔　青皮　陈皮　枳壳　黄柏　黄连　三棱　莪术　香附　大黄　芒硝　牵牛

一方加当归。

此方入手足阳明，湿热在三焦气分。木香、香附行气之药，能通三焦，解六郁，陈皮理上焦肺气，青皮平下焦肝气，枳壳宽肠而利气，而黑丑、槟榔下气之品，最速者也。气行则无痞满之患矣。瘴疟由于湿热郁积，气血不利，黄柏、黄连燥湿清热之药，三棱能破血中气滞，莪术能破气中血滞，大黄、芒硝血分之药，能除血中伏热，通行积滞，并为摧坚化痞之峻品，亦通因通用之意。加当归者，润燥以和其血也。

观音丸

半夏　乌梅　丁香　巴豆

各十枚，上为末，姜汁糊和丸，麻子大。每五丸，临卧冷水下。

此方治瘴疟。有人于海角遇白衣人授之，因名焉。

补中益气汤

黄芪　人参　白术　甘草　陈皮　当归　升麻　柴胡　生姜　大枣

立斋曰：凡人久疟，诸药不效，以补中益气加半夏，用人参一两，煨姜五钱，此不截之截也，一服即愈。

二陈汤

半夏　陈皮　茯苓　甘草

方中加人参调和营卫，加豆蔻温暖脾胃。俾正胜则痰消，邪尽则疟止。

此足太阴阳明药也。半夏辛温，体滑性燥，行水利痰为君。痰因气滞，气顺则痰降，故以陈皮利气；痰由湿生，湿去则痰消，故以茯苓渗湿为臣。中不和则痰涎聚，又以甘草和中补土为佐也。

参姜饮

人参　生姜

煎露一宿，服之如神。

景岳治久疟正虚，诸药不效，用之神验。一以固元，一以散邪。

何人饮

首乌　人参　当归　煨姜　陈皮

气血大虚，久疟不止，宜此截之如神。

休疟饮

人参　白术　甘草　首乌　当归

阴阳水[1]煎露一宿，温服。阳虚多寒，加附子、肉桂、干姜。阴虚多热，加生地、麦冬、知母、黄芩。如肾阴虚，再加熟地、枸杞。如邪有未尽，加柴胡、桂枝、生姜、细辛。此止疟最妙之剂也。凡汗散既多，元气不复，或以衰老弱质，而疟有不能止者，宜此化暴善后。

四兽饮

人参　白术　茯苓　甘草　半夏　陈皮　草果　乌梅　生姜　大枣

此方治五脏气虚，七情兼并，结聚痰饮，与卫气相搏，发为疟疾。

① 阴阳水：又名生熟水，即沸水、冷水各半合服。

桂枝加桂汤

桂枝　芍药　甘草　生姜　大枣

桂枝汤，太阳经药，本为解肌，明非发汗也。桂枝行阳，白芍行阴，甘草和中，佐以姜、枣，散表泄营，为和方之祖。汤名加桂，加其分两，非在外再加肉桂也。

人参附桂理中汤

人参　附子　肉桂　白术　干姜　甘草

一方照前去肉桂，名参附理中汤。

阳虚疟疾，脉豁大空虚，且寒不成寒，热不成热，气结神扬，此元阳衰脱之候。此得之内虚所感，受伤在少阴肾，宜大振阳气，以敌虚邪。参、附、姜、桂、草、术[①]，要不可缺。

十枣汤

芫花　甘遂　大戟　大枣

攻饮汤剂，每以大枣缓甘遂、大戟之性者，欲其循行经隧，不欲其竟走肠胃也。故不名其方而名法，曰十枣汤。芫花之辛，轻清入肺，直从至高之分，去郁陈莝。以甘遂、大戟之苦，佐大枣甘而泄者，缓攻之，则从心及胁之饮，皆从二便出矣。

四物汤

川芎　当归　地黄　芍药

物，类也。四者相类，而仍各具一性，各建一功，并行不悖也。芎、归入少阳，主升。地、芍入厥阴，主降。川芎郁者达之，当归虚者补之，地黄急者缓之，芍药实者泻之，能使肝

---

① 术：刻本“术”之前有“芪”，衍文，据石印本改。

胆血调，阴阳气畅，非他药所能及。

鳖甲煎丸

鳖甲　柴胡　桂枝　人参　芍药　厚朴　丹皮　半夏　蜣螂　蜂房　䗪虫　鼠妇　葶苈　大黄　赤硝　桃仁　乌扇　紫葳　干姜　黄芩　阿胶　石韦　瞿麦

煅灶下灰，清酒浸取汁，着鳖甲于中煮烂，绞汁，纳诸药煎。为丸，如梧子大。每服七丸，日进三服。

久疟，邪去营卫而着脏腑，即非疟母，而正虚邪着。非汇集气血之药，攻补兼施未易奏功。此方和表里则有柴胡、桂枝，调营卫则有人参、白芍。厚朴达原，劫去其邪。丹皮入阴，提出其热。石韦开上焦之水，瞿麦涤下焦之水。半夏和胃而通阴阳。灶灰性温走气，清酒性缓走血。其余多用异类灵动之物，如蜣螂动而性升，蜂房毒可引下。䗪虫破血，鼠妇走气。葶苈泄气闭，大黄泄血闭。赤硝软坚，桃仁破结。乌扇降厥阳相火，紫葳破厥阴血结。干姜和阳退寒，黄芩退热和阴。鳖甲为君者，恐诸虫扰动神明，故取之以入里守神。阿胶以达表息风，其泄厥阴阳明，破癥瘕之功，有非草木所能比者。

升阳益胃汤

黄芪　人参　白术　茯苓　甘草　半夏　陈皮　黄连　泽泻　芍药　柴胡　防风　羌活　独活　生姜　大枣

东垣以六君子助阳益胃，补脾胃之上药也。加黄芪以补肺而固卫，白芍以敛阴而调营。羌活、独活、防风、柴胡以除湿痛而升清阳，茯苓、泽泻以泻湿热而降浊阴。少佐黄连以退阴火。补中有散，发中有收，使气足阳升，则正旺而邪服矣。

益黄散

人参　黄芪　黄连　芍药　炙草　生草　陈皮

东垣治脾胃不足，火不生土而反抗拒，是至而不至者，为病之方也。火反抗拒者，火旺能令肝实，实则乘于脾胃，即《经》所谓后来之虚邪也。当于心经中以甘温补土之原，更于土中泻火。《经》言：热淫于内，以甘泻之。人参、黄芪、炙草，泻虚热以补土之原也。《经》言：热淫于内，以酸收之。芍药酸寒，能泻肝而收肺阴。黄连、生草，入心而泻脾热。金旺火衰，而肝风自息，脾胃受益矣。

异功散

人参　白术　茯苓　甘草　陈皮

此方扶正健脾，渗湿和中。用陈皮以理气散逆，为太阴阳明所属。

白术散

白术　茯苓　泽泻　陈皮　槟榔　木香　芍药

治疟后脾胃不和，腹胀泄泻，身面浮肿。如肿不退，倍加白术，并麸炒枳实煎服。

小温中丸

苦参　白术　茯苓　甘草　半夏　陈皮　香附　神曲　黄连　针砂

醋水和丸，白术、陈皮、生姜煎汤下。虚甚，加人参。病轻者，去黄连，加厚朴，以小便长为度。

小温中丸，太阴气胀，土郁夺之之法也。病有虚有实，而总不外乎湿热。而究其受病之初，未有不因寒而致者，久之内郁为热而成胀满。治以六君子扶脾胃之正气。香附、神曲，一气一血，去菀陈莝。苦参、黄连，导去湿热。重用针砂，助脾去湿，抑肝邪客贼之气，以铁受太阳之气而阴气不交，性燥重坠，湿热之邪劫而衰之，非必以行大便始为下夺也。再用白术、陈皮、生姜汤下者，重于健脾也。若虚甚者，加人参、厚朴，去黄连，不失温中之义。

左归丸

鹿角胶　龟板胶　熟地　山药　山茱萸　枸杞子　菟丝子　牛膝

景岳治真阴虚，肾水不足，不能滋养营卫，渐至衰弱。

六味地黄丸

熟地　山茱萸　山药　茯苓　丹皮　泽泻

六味丸，熟地温而丹皮凉，山药涩而茯苓渗，山茱收而泽泻泻。补肾而兼补脾，有补而必有泻，相和相济，以成平补之功。

补元煎

人参　熟地　当归　甘草　山药　山茱萸　杜仲　枸杞

治气血大坏，精神失守，洵是回天赞化，救本培元第一要方。

养营汤

人参　白术　茯苓　甘草　熟地　芍药　当归　陈皮　黄芪　肉桂　远志　五味　生姜　大枣

本方去陈皮、远志、五味、姜、枣，加川芎，名十全大补汤。此方于十全大补汤中，减川芎行血之品，独用血分填补收敛之药，则营行之度缓。于气分药中，加广皮行气之品，则卫行之度速。观其一减一加，便能调平营卫，使其行度不愆。复远志、五味者，《经》言：营出中焦，心经主之。一通一敛，则营有所主，而长养矣。

大建中汤

蜀椒　干姜　人参　饴糖

此足太阴阳明药也。蜀椒辛热，入肺散寒，入脾暖胃，入肾命补火。干姜辛热，通心助阳，逐冷散逆。人参甘温，大补脾肺之气。饴糖甘能补土，缓可和中。盖人之一身以中气为主，用辛辣甘热之药，温健其中脏，以大祛下焦之阴，而复其上焦之阳也。

八珍汤

人参　白术　茯苓　甘草　生地　芍药　当归　川芎

心主血，肺主气，补气补血，即所以补心肺也。

柴胡去半夏加瓜蒌根汤

瓜蒌　柴胡　黄芩　人参　甘草　生姜　大枣

疟脉自弦，弦数者风发。盖少阳疟病发渴者，由风火内淫，劫夺津液而然。半夏性滑利窍，重伤阴液，故去之，而加花粉，生津润燥。岂非伏暑发疟，与正伤寒半表半里者有别乎！

柴胡桂姜汤

柴胡　桂枝　干姜　黄芩　瓜蒌　牡蛎　甘草

夏月暑邪，先伤在内之伏阴。至秋复感风，更伤卫阳。其疟寒多微有热，显然阴阳无争，故疟邪从卫行阴二十五度，内无捍格之状，是营卫俱病矣。故和其阳，即当和其阴。用柴胡和少阳之阳，即用黄芩和里。用桂枝和太阳之阳，用牡蛎和里。用干姜和阳明之阳，即用天花粉和里。使以甘草调和阴阳，其分两。阳分独重柴胡者，以正疟不离少阳也。阴分独重花粉者，阴亏之疟，以救液为急。和之得其当，故一剂如神。

花粉知母汤

花粉　知母　黄柏　生地　麦冬　甘草　葛根　牛膝

此亦太阳阳明合病，热多寒少，间日者，邪气所舍故也。此丹溪治疟伤阴气，发渴之方，与白虎之解渴义别有取。

瓜蒌桂枝汤

方见湿温。

小柴胡和花粉，为治少阳经正疟之方。此桂枝汤和花粉，为治太阳风湿疟之方。以瓜蒌根酸苦入阴，内走经络，解天行时热以降湿也。

桂枝黄芩汤

桂枝　黄芩　柴胡　人参　半夏　甘草　石膏　知母

此方小柴胡汤合白虎加桂枝汤，于和法中兼解表热，遵用仲景。

桂枝芍药汤

桂枝　芍药　石膏　知母　黄芩

治疟寒热大作，此太阳阳明合病也。不治则恐久而传入阴经，宜此汤主之。

桂枝新加汤

人参　桂枝　芍药　甘草　生姜　大枣

桂枝汤调和营卫，一丝不乱。桂枝、生姜和卫，芍药、大枣和营。今祖桂枝人参汤法，则偏于卫矣。妙在生姜加一两，佐桂枝以大通卫气，不使人参有实邪之患。尤妙芍药亦加一两，仍是和营卫法。名曰新加者，申明新得其分两之理而加之也。

桂甘龙牡汤

方见湿温。

此救逆方也。然人有素本阴亏，疟邪入阴分，病发少阴，阴中之阳受困，邪深入流连，非治疟通套柴、芩可效。治宜通阳搜邪，固阴存正，以此方和蜀漆、姜、枣。

交解饮子

草果一个生，一个煨　肉果同前制　厚朴二寸半生，二寸半姜炒　生姜一块[①]生，一块煨　甘草一寸生，一寸炙

银器内水煎，发日空心服。

《局方》治瘴疟及寒疟，神效。

红花芎归汤

红花　川芎　抚芎　当归　白术　苍术　黄柏　甘草　白芷

煎露一宿服。

丹溪治一日间一日疟。此系风暑入于阴分，用药掣起阳分方可截，即此药之属。

方古庵曰：疟在阴分，须彻起阳分者，即《格致论》中云脏传出至腑，乱而失期也。又当因其汗之多寡，而为补养升发之术。无汗要有汗，多用川芎、苍术、干葛、升麻、柴胡之属。

---

① 块：石印本作“个”。

此丹溪治疟之微旨，学者所当知也。

麻黄黄芩汤

麻黄　黄芩　桂心　桃仁　甘草

肝者，血之海。血受邪则肝气燥。《经》所谓：肝苦急，急食甘以缓之。桃仁散血缓肝，谓邪气深远而入血，故夜发。盖阴经有邪，此汤乃发散血中风寒之剂。

黄连汤

方见湿温。

凡劳倦之人，阴阳并亏，疟邪内陷，胸满中痛，脉涩无神，用此方。人参以安其正，桂枝擅和营卫，散邪之力。炮姜、黄连，以开其痞。再以半夏，和中导痰，使阳分之邪外透。

神香散

方见湿温。

暑月表气发泄，若人行坐近日，熏烁皮肤，先伤暑热之气，复当风露卧，束以寒凉，即时头胀身热，恶心痞闷。若热多寒少，烦渴便秘，脉洪而数者，阳邪之胜也。宜以辛凉之剂解其热。若便调不渴，寒多热少，脉迟而数者，阴邪之胜也。宜以辛温之剂散其寒。仁斋曰：凡人脏腑久虚，大便常滑，忽得疟疾，呕吐异常，唯用人参为能止呕，其他疟剂并不可施。遂以二陈和人参、白蔻仁，进一二服，病人自觉气脉顿平，寒热不作。盖白蔻仁能磨能消，流行三焦，营卫一转，诸症寒热自平也。

牛黄清心丸

方见春温。

夏秋所伏暑湿，至霜降乃发，新邪引动宿邪。盖邪气久伏，皆从火化。病来心中烦躁，热渴，由病在脉络，不能汗解下夺。唯辛香宜通膻中热气，兼去伏暑，宜此治之。

苏合香丸

方见湿温。

太阴湿疟伤脾，阳气不通，舌白脘闷，水饮停蓄。宜理气分。以苏合香丸，调入草果、厚朴及正气散等汤剂中，最佳。

七宝饮

常山　草果　厚朴　槟榔　青皮　陈皮　甘草　生姜

隔夜用酒水各半，煎露一宿。当发日早，面东温服。

《易简》治痰疟，避瘴气。此方乃温脾燥烈之药，盖作脾寒治也，用之亦效者。值病人阴阳相并，脾气郁结，浊液凝痰，闭塞中脘，因得燥热亦以暂开，所以气通而疾止。若中虚气弱，内有郁火之人，不可用。

常山饮

常山　知母　草果　甘草　乌梅　槟榔　穿山甲

酒水各半，煎露一宿，空心服。

知母性寒，入足阳明，治独胜之热，使退就太阴。草果温燥，入足太阴，治独胜之寒，使退就阳明。二经和，则阴阳无交错之变，是为君药。常山主寒热，吐胸中痰结，是为臣药。甘草和诸药，乌梅去痰，槟榔治痰癖破滞，是为佐药。山甲出入阴阳，贯穿经络，于营分以破暑邪之结，为使药也。唯脾胃有郁痰者，用之甚效。常山、蜀漆，劫痰截疟，须在发散表邪及提出阳分后，用之得宜。

清脾饮

柴胡　黄芩　白术　茯苓　甘草　青皮　陈皮　半夏　厚朴　生姜　大枣

《济生》加草果。渴者，加麦冬、知母。疟不止，加常山劫痰截疟，乌梅敛阴清热。

脾虚恶寒，胃虚恶热，寒热间作，不独少阳，脾亦有之。虽十二经皆能为疟，而脾胃受伤者实多。故严氏宗仲景小柴胡而立清脾饮，是从脾胃论治矣。太阴疟寒热者，必兼少阳而来。故以小柴胡和少阳之枢纽，复以青、陈皮荡涤膜原之邪。独是柴胡汤中去人参用白术者，恐人参助气，取白术燥土以胜湿痰，不助少阳之热。

《济生》加草果，虽散太阴滞气，若热郁者，非清脾之谓也。清脾，非清凉之谓，乃攻去其邪，而脾部为之一清也。

清脾丸

人参　白术　莪术　姜黄　甘草　半夏　草果　厚朴　槟榔　黄芩　青皮

饭和为丸。疟三日一发，或十日一发者，非邪连膜原而道远气深，即结为癥瘕而自成窠穴。故此方辅正以达原，且以姜黄、莪术破癖也。

疟母丸

鳖甲　蛤粉　三棱　莪术　红花　桃仁　青皮　香附　神曲　麦芽

疟邪盘踞胁肋，邪与气血胶固，故用药以活血通络为主矣。

鳖甲饮

鳖甲　川芎　芍药　乌梅　甘草　黄芪　白术　厚朴　槟榔　草果　生姜　大枣

久疟，属在血分，故用芎、芍和营，鳖甲破结。又必因脾弱，故用芪、术、厚朴、槟榔、草果，仍不离膜原劫邪之意。

四将军饮

附子　陈皮　诃子　甘草

加姜、枣煎，热灌，立苏。

疟疾发作，而僵仆厥冷，不省人事者，盖由顽痰、老痰胶固于中，营卫不行故也。附子大热，能开顽痰，使营卫得行故耳。乃是劫剂，非正治之药也。

三柴胡饮

柴胡　当归　芍药　甘草　陈皮　生姜

凡素禀阴分不足，或肝经血少，虚邪不能外达，当从血分兼补而散，此方主之。

四柴胡饮

柴胡　当归　甘草　生姜　人参

凡元气不足，劳倦感邪，正不胜邪，必须培补元气，兼之散邪，庶可保全。若但知散邪，不顾元气，未有不败。

牡蛎汤

牡蛎　麻黄　甘草　蜀漆

牡蛎汤中用麻黄以散风寒，并藉之以通阳气耳。

仲淳方

人参　白术　白豆蔻　桂枝　姜皮　橘红

煎露一宿，空心服。

三日疟，寒多热少，汗少或无汗。

仲淳方

鳖甲　牛膝　橘红　首乌　麦冬　知母　竹叶　石膏

煎露一宿，发日五更服。

三日疟，热多渴甚。如无汗，加葛根。呕吐，加竹茹、乌梅。

仲淳方

人参　首乌　当归　橘红　鳖甲　牛膝

三日疟，留恋阴分。如寒多者，加桂枝、干姜，去鳖甲、牛膝。

南阳方

人参　鹿茸　当归　桂枝　甘草　牡蛎

寒热起于两足跗蹠，此阳维失护，少阴内怯也。南阳此法甚妙。

南阳方

人参　鹿茸　附子　肉桂　桂枝　甘草　白术　黄芪　当归　炮姜　橘红

此阴阳两调之重剂。久疟，或虚人疟来，元气馁败，色夺汗多，神扬，当须识此。

厥阴疟方

黄连　乌梅　芍药　桂枝　川椒　干姜

黄连、乌梅、白芍酸苦以和阴，桂枝、川椒、干姜辛温以和阳，则阴阳和而寒热止。厥阴疟，烦躁吐蛔，脉弦数，故用酸以泄木，辛以补肝，苦以安蛔也。

卷之十一疟门集方终

卷之十二　阐发伏暑晚发

《内经·四气调神论》曰：逆夏气则伤心，秋为痎疟。奉收者少，冬至重病。

此论伏暑晚发之明文也。观逆春、秋、冬三气，不过至春、至夏、至冬而病。独逆夏气，则至秋痎疟，外多“冬至重病”一句。可见心属火，旺于夏，夏失所养，如当风取凉，冰冷瓜果，皆郁遏疏泄之气。故伤心而暑气乘之，至秋金气收敛，暑邪内郁，则成痎疟。犹阳气受病，浅而轻也。唯至霜降后、冬至前，或疟痢，或发热，多阴经受病，深而重也。故曰：冬至重病。夏伤于暑，至秋冬而病发，历三时之久，其为伏邪也明矣。《活人》不明此理，乃曰：秋应凉而反大热折之，病名秋温。岂知秋时金风荐爽，温热之气化为乌有。不过夏伏暑湿之邪，邪气久伏，六淫客气皆从火化，故病发心中躁热烦渴，与温无异。岂真秋有温病耶？至陶氏则曰：交秋至霜降前，有头痛发热，不恶寒，身体痛，小便短者，名湿病。夫长夏伤于湿，至深秋则天洁地明，焉得有湿？彼头痛发热，体痛，正新邪引动伏邪之病。伏邪自内发出，故不恶寒。暑湿内郁，故小便短。此但当察其在表在里，在腑在脏，而达解之。何得混名湿温，漫无着落也。按伏邪发热，非一汗可解。初起新凉外束，以辛凉解外，外解已而热不罢，即伏邪发见矣。因所感之新邪随大汗而解，所伏之暑邪即随大汗而发，须审其脏腑、表里、阴阳，或和解，或缓缓达散。若阴阳两伤，虚邪因而内结者，又当和其阴阳，庶虚邪亦从外越。总之，伏邪溃散，自内达表而解。若伏于阴分者，最难得汗，须扶正托邪，方汗出至足而愈。

凡伏邪病，脉多郁伏不起，或三部、或六部脉俱伏，四肢逆冷，此系热深厥深，大忌误认为阴也。但照《经》用辛凉达解，邪透而脉起矣。初起身微热，或壮热，口或渴或不渴，舌苔或黄或白或赤，或干或湿，睡梦不宁，恶心胸闷，烦躁无奈，或吐或泻，小便秘赤。但脉不浮，热无汗，即热亦不寒，以此辨其非新感耳。唯察其舌白，脘闷恶心，气闷者，邪伏气分。在气者，散以辛苦温，佐以微凉。热郁甚而耗津者，纯以辛凉解散，开结除热。使脉伏者渐转浮大数，微热者渐至畅热，无汗者渐至屡汗，便赤者渐至清利，如是则邪化矣。若舌绛干光，闷瞀厥逆，日轻夜重，烦躁不宁者，必邪伏血分。在血分者，须审。热甚宜清热，伤津液者宜滋。昏闭者宜解开，以宣膻中包络之热。心烦燥渴者，宜轻清上焦心肺之热。陷入者，宜扶正以托邪，使提出阳分为要。

凡治伏邪，须优游渐渍，屡汗而解，以邪郁脏腑经络，日久蒙痹，邪未化而迟迟，理同然也。须款款以待势，庶无正气与邪俱耗之虞。

夏秋暑邪内伏，深入重围，根深蒂固，所感既深，决非一二升汗可除。故疟在阴分，须彻起阳分者，即《格致论》中云：脏传出至腑，乱而失期也。又当因其汗之多寡，而为补养升发之术。

张凤逵[1]曰：暑邪变幻无常，久伏之深毒，长桑不能隔肤

① 张凤逵：明代医学家。名鹤腾，字元汉，号凤逵，颍州（今安徽阜阳）人。著有《伤暑全书》。

而见脏。盖其伤人不拘虚实，脏腑并中，经虚处寒栖之，经实处暑栖之，寒凌其弱而暑亲其类也。人受之而不即发，栖伏三焦肠胃之间，热伤气而不伤形。旬日莫觉，变出寒热不定，霍乱吐泻，膨胀中满，疟痢烦渴，腹痛下血，不可度量也。

三焦无形，而以躯壳为郛郭，主宣补上中下阳气，属相火游行之部。暑热伤气，必亲其类，故多伏于三焦，在脏腑之外，肌肉之里，至伏之久而发动，但现昏愦疲倦，膈热烦闷，呕恶，二便不利，口渴干燥，腹痛痞塞，外则烧灼不已。医者不知邪在何处，症成何病，动手便差。不知上焦如雾，主氤氲之天气，治宜辛凉微苦，轻以去实，如连翘、薄荷、白蔻仁、大豆卷、竹叶、荷叶、丝瓜叶、佩兰叶、西瓜翠、通草、苓皮、桑皮、杏仁、川贝母、橘红之类。中焦如沤，如气在乎水上，治宜苦辛宣通，如草果、广皮、茅术、厚朴、香薷之类，藿香、滑石、石膏、黄连、黄芩之类。下焦如渎，主宣通乎壅滞，治宜通利二便，如五苓、六一、桂苓甘露、猪苓、承气之类。迨病成而变着何脏腑，则各随见症，分别何经治之。

暑伏三焦

伏暑蕴热内闭于膈，其气先通心肺，膻中火燔烦热，当上下分消，宜凉膈散。大便利者，去硝、黄，加竹叶。热从包络而发，心烦燥渴、昏瞀痉厥，宜宣通膻中热气，兼驱伏暑，牛黄清心丸、辰砂益元散，调入竹叶、连翘、犀角、鲜生地等汤剂中。

伏暑引饮，脾胃不和，消暑丸。

身热烦渴，小便不利者，天水散。

伏暑烦渴而多热痰者，黄连消暑丸，或二陈，或小半夏加茯苓汤，并可加黄连。

伏暑引饮，呕哕恶心者，枇杷叶散。

身热烦渴，小便不利者，桂苓甘露饮。

暑气久而不解，遂成伏暑，内外俱热，烦躁自汗，大渴喜冷，宜黄连香薷饮，继进白虎汤。若不愈者，暑毒深入，结热在里，谵语烦渴，不欲近衣，大便秘结，小便赤涩者，三黄石膏汤、调胃承气汤。

伏暑霍乱，腹痛泄泻，正气散。汗出厥冷，脉微，其势危者，人参汤下来复丹。身热足冷者，五苓散煎汤下。

口苦咽干，多呕，虚烦不眠者，温胆汤。

伏暑壅闭劫阴，渴欲饮水者，猪苓汤。

伏暑攻里，腹内刺痛，小便不通，五苓加木香，或益元散。下血者，黄连香薷饮、泼火散。小便如血，发热大渴者，五苓散、香薷饮，或佐以三黄丸。

吴茭山[①]案

治一妇，冬月恶寒发热，干呕，脉虚无力，类乎伤暑。询其因，因天寒换着棉衣，须臾，烦渴寒热，呕吐。吴曰：棉衣曝盛暑烈日之中，随即收藏于笥，火气未散，冬时启笥，触之遂病。妇曰：然。吴以黄连香薷饮，服之竟愈。

叶天士案

治一人，夏秋伏暑湿，至霜降节乃发，新邪引动伏邪。初病头痛寒热，新邪锋芒势猛，进辛凉轻剂，遂势差缓。疟来两

---

① 吴茭山：明代医学家。名球，字茭山，括苍（今浙江丽水）人。著有《诸证辨疑》《活人心统》等。

日，越一日再发，半月竟成太阴三日疟。寒则肢背拘束，热则心腹最剧。盖邪气久伏，六淫客气皆从火化。当寒热之来必由四末，渐攻中焦，故病来心中热躁，渴饮胸闷，不知饥，不知味。但病邪日久蒙蔽[①]，非用汗解下夺，唯辛香宣通，驱除伏暑。以深秋入冬，伏邪在阴发疟，不与时疟和解清热同例。当热盛心烦燥渴，宜宣膻中热气，兼驱伏暑，牛黄清心丸、辰砂益元散，竹叶心煎汤送下。俟寒热过后，仍从太阳劫夺疟邪，用桂枝、花粉、草果、厚朴、防己、苓皮之属，服之愈。

又治一人，积劳伤阳内损之下，夏秋伏邪深入重围，邪从阴经而发，疟痢并作。医以温药助阳，服后颇安。盖考《三因》而施温补扶正，所以托邪也。更医以苦寒攻邪，疟痢不止，寒药下咽即呃，不饮不食，不寐。天士曰：阳不流行三焦，脾困肾惫矣。但肛门下坠，属阴虚气陷，难任纯刚之剂。以人参三钱，麋茸一钱，米炒归身，煨熟生姜，去衣草果，厚朴，两剂而霍然矣。

又治一人，素有遗精，阴亏之体，伏邪遂入阴络，深秋病少阴疟。天士曰：素病遗精，阴中之阳既困，邪得深入流连，非治疟通套柴、芩可效。治宜通阳以搜邪，固阴以存正。以桂枝、蜀漆、龙骨、牡蛎、炙草、姜、枣与之，寒热少减。自述寒热起由两足跗臁，此阳维失护，少阴内怯也。以人参、鹿茸、桂枝、牡蛎、归身、炙草，四剂而寒热止。

马元仪[②]治一人，深秋病月余，身重不能转舒，面色青中带黑，形如骨立，至晚寒热，自汗盗汗，口中干燥，饮粒不入，

---

① 蔽：原作“痹”，据文义改。

② 马元仪：清代医学家。名俶，吴郡（今江苏苏州）人。著有《证论精微》《印机草》等。

诊其脉细涩而微，右尺倍弱。盖得之阴阳两伤，虚邪因而内结也。于此而欲补其阳，转虚其阴；欲补其阴，益伤其阳。治此必以活法斡旋，用药补阴，避其凝滞；用药补阳，避其辛燥。所谓嘘以阳春，滋以雨露，庶阴阳两和，而虚邪亦从外越矣。时用制首乌为君，滋其肝肾之阴。人参、炙草扶其正气，丹皮、芍药和其阴气。中虚则痰生，以半夏曲、茯苓和中理痰。阴虚故邪陷，以鳖甲、柴胡除热透邪。又令其早服八味丸，以培真阳，调理而康。

伏暑时行新案

乾隆己巳，厥阴风木司天。是年初夏燥热，三伏反凉，秋暑大盛，秋分后又大凉。天时寒热互作，人身寒火交郁。至深秋，民病时行，淹缠难愈，一复再复，甚至三复。昭文县一人因犯房劳，伏邪深入阴经。八月初旬病发，邪陷不达，热深厥深。数日外，外凉内热，日轻夜重，暮则神昏谵语，循衣摸床。予见其形色憔悴，唇舌焦干，脉微而涩。知其阴液阳津并涸，欲与达邪，当先扶正。因以复脉汤去姜、桂与服。舌苔稍润，脉象略舒。遂遵热深厥深之治，用四逆散本方一剂，则汗大出，厥回神爽。病者曰：我前如在梦中，令觉身为己有矣。索粥饮一盏，病势遂减。次日以制首乌、鳖甲、柴胡、青蒿、丹皮轻调，病退六七。越两日，热又炽，忽然发狂乱。盖少阳胆也，其藏风，其生火，肾水久虚之下，其足供风火之挹取者几何？遂以生首乌、知母、芩、连、枳、朴、半夏曲、杏仁以滋其阴，谵语止而身热减。大便不行，再以更衣丸一服，去宿粪数枚。脉变虚，口燥渴，盖阴虚生内热也。以人参、制首乌、丹皮、白芍、柴胡、鳖甲、半夏曲、广皮，补虚清热，热遂止。经一月，始起坐于床。百日，始散步于地。尚骨瘦皮干，以左归丸加人参，调半载而康。

乾隆乙酉，阳明燥金司天。夏暑亢旱，大风无虚日，人皆当风取凉，以避炎熇之气。六月廿五日立秋后，秋暑大盛，欲求金风荐凉，渺不可得。因是民多中暑，然不即病，间有病者，状如温疟。但热不寒，概用白虎、竹叶、犀角地黄、玉女煎等剂，汗出热解。至寒露，天气大凉，伏暑乃发，民病时行，似疟非疟，寒少热多，或但热不寒，烦躁自汗，大渴喜冷。清之解之，热愈炽，渴愈盛。延至七八日后，或津液涸而肠胃如焚，或阴精尽而目不了了，束手待毙。予于是年五六七月，奔走烈日之中，自觉暍暑，至晚当风，又未免袭凉。伏至九月十三病发，一日先寒后热，二日但热不退，胸闷恶心，舌苔满厚而白。自知病重，先以达原饮和豆豉服之，胸膈稍舒，呕恶愈甚。改用黄连生姜温胆汤，呕恶止而热更壮，烦躁口渴。遂服竹叶石膏汤，热渴不为稍减，神气时觉昏愦，稍为睡去，如身在舟中，纷纭颠倒。时已九月二十，偶然省醒，自觉中脘闭结，且身体之热胸腹再剧。因思身以前属阳明，中脘亦阳明部位，起病以来，大便秘结，小便赤涩，必暑伏中焦，胃与二肠受病也。若延至数日外，津液元气被耗，正不胜邪，难为力矣。两日用石膏、知母扬汤止沸，何如硝、黄釜底抽薪？遂自主用凉膈散原方。值道中来候病者，无不力阻，曰：舌白用大黄，绝无此理。予违众议，服之下结粪二三枚，自觉火气大减，两目清亮，热亦退。是日九月廿一也。后转寒热如疟，调至月尽而热止。予试详言其理，盖暑乃湿热相兼之病，热蒸其湿即为暑。若无湿，则但为干热而已，非暑也。乙酉夏，天气亢旱，只有天之热气下，而无地之湿气上郁蒸之气，乌有人在气交中受干湿之气而已。即当风取凉，阳邪亦易于化热。热也，风也，两阳相煽灼，故病则大热大渴，但热不寒，如温瘅二疟。以常年消暑去湿之法治之，不能化风暑之阳邪，而反耗阳明之津液，宜其热渴愈炽也。考周禹载《伤寒温热论》热病以白虎汤为主治。然为夏至后之暑热立法。若受暑而不即发，至深秋乃发，即为伏暑，又非白虎汤所主治矣。盖暑邪栖伏三焦肠胃之间，与经络无涉。古法柴胡、石膏、竹叶、犀角等汤，以之解经邪则有余，以之解三焦肠胃之热则不足。昔王肯堂云：暑气久而不解，遂成伏暑，其毒深入，结热在里，谵语烦渴，内外大热，不欲近衣，大便秘结，小便赤色而涩者，当用调胃承气汤。但后人独知温病之有温毒，而不知伏暑之有暑毒也。岂知久伏之深毒发之，气不胜火，乃肆强肠胃如红炉，清之解之，一杯之水不能救车薪之火，必至亢熯阴绝，肠胃如焚而死。唯用釜底抽薪则热毒消散，炎熇顿为清凉耳。然人之气血精津，不敌大火之燔灼，数日以前元气未经稍减，下之而病若失。数日以后正邪两尽，元气索然，下之亦何及哉！

选用诸方

桂苓甘露饮

方见湿温。

三石涤三焦六腑之热，五苓开太阳，利膀胱，能解蕴伏之邪。

凉膈散

竹叶　薄荷　连翘　甘草　栀子　黄芩　桔梗　白蜜

此易老加减法也。手足少阳俱下胸膈，同相火游行一身之表，乃至高之分。故用舟楫之剂，浮而上之，以除胸膈六经之热也。

牛黄清心丸

方见春温。

暑伏心包，神昏痉厥者宜之。

消暑丸

方见湿病。

伏暑引饮，脾胃不和。

天水散

方见湿温。

宜竹卷心汤下，宣膻中热气，以驱伏暑，热甚心烦，燥渴痉厥者宜之。

小半夏加茯苓汤

方见暑门。

方中加黄连，用以泻火燥湿，开郁导热，解一切久伏之邪。

黄连香薷饮

方见暑门。

暑邪干心则烦，干脾则吐利，干肺则渴，上蒸于头则重而痛。香薷辛温，入脾肺气分，发越阳气，以散皮肤之蒸热。厚朴苦温，以解心腹之凝滞。扁豆甘淡，降浊升清，消脾胃之暑湿。黄连苦寒，入心脾，清热而除烦也。

白虎汤

方见湿温。

新凉外束，必加桂枝以御其邪，而暑热久伏伤气，气虚不能生津，必加人参凉解中外，鼓舞元气，而后白虎汤乃能清化除躁。

如伏暑作，寒热未解，宜和五苓散同煎服。如伏热后，或食冷物，及凄怆之水寒，冷气在脾不散，令日晡作寒懔壮热，浑身洒淅，宜和桂煎服便解。

温胆汤

方见湿温。

竹茹清上焦之热郁，枳实泄下焦之热结，能涤伏邪。

三黄丸

黄芩　黄连　大黄

治三焦积热，心膈烦躁，小便赤涩，大便秘结。

八味丸

附子　肉桂　熟地　萸肉　山药　丹皮　泽泻　茯苓

治命门火衰，不能生土，以致脾胃虚寒，饮食少思，大便不实。太仆所谓益火之原以消阴翳，亦此意也。

四逆散

方见春温。

泄利下重，加薤白。

四逆由于热深而厥也。《厥阴篇》曰：前热者，后必厥。厥深热亦深，厥微热亦微。厥应下之，故虽少阴逆，而属阳邪陷入者亦可下，但不用寒下耳。热邪伤阴，阴不接阳，以柴胡和其枢纽之阳。此四味而为下法者，从苦胜辛，辛胜酸，酸胜甘，乃可胜肾邪，故得称下。服以散者，取药性缓，乃能入阴也。

四肢者，诸阳之本也。邪在三阳则热，至太阴则温，至少阴则逆而不温，至厥阴则厥冷而至于逆。客邪渐入，其热渐深，正气不相接，故厥也。或温之，或凉之，此正治阴经大关键处。喻氏以心烦、舌燥、咽干、不眠为真阳内扰之机，而黄连、阿胶、苦酒、猪苓、猪肤等汤，皆意在滋阴。若四逆散，则以清热和解为主。盖四逆为邪壅正气，阴不与阳接也。故取柴胡以解其邪，甘、芍以和其阴，而以枳实为通达阴阳之主药。此为和解至平之剂，可转逆为顺，故亦得有四逆之名。

更衣丸

芦荟　朱砂

好酒和丸，每服一钱。

治津液不足，肠胃干燥，大便不通。朱砂以汞为体，性寒重坠下达。芦荟以液为质，味苦膏润下滋。兼以大寒大苦之性味，能润燥结，从上导下，而胃关开矣。合以为丸，奏功甚捷。古人入厕必更衣，故以名之。

竹叶石膏汤

方见春温。

伏暑，内外发热，烦躁大渴，脉虚。

黄连生姜温胆汤

黄连　生姜　竹茹　枳实　半夏　陈皮　甘草　大枣

伏暑在少阳阳明，汗后胃中不和，心下痞硬，呕苦不眠。《经》所云：胃移热于胆也。黄连苦寒直清里热，生姜辛散能解伏邪，与泻心汤同意。

小柴胡去半夏加瓜蒌根汤

方见疟门。

伏暑发渴，故去半夏，加瓜蒌。由风火内淫，劫夺津液而然也。暑湿不即病，怫郁于内，他日为疟为痢。

黄连丸

方见暑门。

伏暑，发热烦渴，呕吐恶心。

苦酒汤

苦酒　半夏　鸡子

治少阴水亏，不能上济君火。

猪肤汤

猪肤　白蜜　白粉

此方以猪肤润肺肾之燥，解虚烦之热，白粉、白蜜缓于中而燥邪解矣。

竹叶地黄丸

竹叶　鲜生地　细生地　犀角　甘草　麦冬　元参心　连翘心

伏暑闭塞[①]孔窍，昏厥，以牛黄、至宝芳香利窍，神清以后清凉血分宜此。

补阴益气煎

方见春温。

邪陷入阴，阴虚疟痢宜之。

香朴饮

香薷　厚朴　人参　扁豆　茯苓　甘草　紫苏　木瓜　半夏　陈皮　乌梅　泽泻

伏暑吐泻，虚烦作乱。

热郁汤

竹叶　甘草　薄荷　连翘　黄芩　栀子　蒌皮　麦冬　郁金

此方本清心凉膈意，而导热开郁，伏暑不解而自解。

卷之十二阐发伏暑晚发终

① 塞：原作“寒”，据文义改。

卷之十三　阐发冬温方论

冬温大意

东垣曰：冬伤于温者，冬行春令也。当寒而温，火胜而水亏矣。水亏则所胜妄行，土有余也。所生受病，金不足也。所不胜者侮之，火太过也。火土合德，湿热相助，故为温病。

周禹载曰：冬温为病，亦自不一，当各随见症治之。凡冬温之毒，大便泄而谵语，脉虚小，手足冷者，皆不治也。

冬温与冬不藏精春温无异

喻嘉言曰：冬月过温，肾气不藏，感而成病，正与不藏精之春温无异。盖东南土地卑湿，为雾露之区，蛇龙之窟，其温热之气，冬至一阳生后便翕然从阳，气候当温。故东南冬月患正伤寒者少，患冬温及痘疮者多。

冬温积邪在肾

《活人》曰：冬应寒而反大温折之，责邪在肾，宜葳蕤汤。丹溪曰：冬温为病，非其时有其气者。冬时严寒，君子当闭藏而反泄于外，专用补药带表药。

冬温亦有表邪

周禹载曰：冬有非节之暖，未至而至，即为不正之气，独冬不藏精之人，肾气外泄，腠理不固，温气袭人，感之为病，此为冬温。脉必寸洪尺数，或实大，心烦呕逆，身热不恶寒，或头重身痛，面肿咳嗽，咽痛下利，与春温无异，而时令不同也。宜阳旦汤，加桔梗、茯苓。若有寒食停滞，加厚朴温药一味，以温散其中，黄芩凉解其外，即仲景阳旦之意也。

若先感温邪，即被严寒遏抑，则发热而微畏寒，汗不出而烦扰，阳旦加麻黄、石膏发之。

冬温误汗误下

周禹载曰：医视冬温，每有误认伤寒，辛热发汗，致令发斑成毒者，当以麻黄葛根汤加犀角、元参，或犀角黑参汤。更有辛热发汗，徒耗津液，里热益甚，胸腹满闷，复用下药，乃发热无休止，脉来涩弱，此阴血受伤也。宜葶苈苦酒汤，以收阴气，泄邪热。若服后热势转剧，神气昏愦，谵语错乱，必不救也。

冬温之邪里重于表

叶天士曰：冬令应寒，气候反温，当藏反泄，即能致病，名曰冬温。温为欲热之渐，非寒症，得汗可解。若涉表邪一二，里症必兼七八。治法以里症为主，稍兼清散。设用辛温，祸不旋踵矣。

冬温发丹疹，亦非徒外受风寒。或外受之邪，与里邪相搏，亦令郁结经络。或饮醇厚味，里热炽甚，而营卫不和，皆令发丹疹。或不正直入内侵，即有腹痛下利之症。

冬温水亏例

愚按：冬月过温，肾气不藏，感而成病。故病起即现腰痛，脉尺寸数。如其人素体阴亏，兼以温邪灼其肾水，外现鼻煤舌黑，种种枯槁之象，若辛温误汗，必至液涸津亡而毙。是必滋阴为急，宜加减一阴煎、三才、两仪、复脉之类。如其人肾水将竭，真阳发露，外现种种躁扰之症，若再辛温误表，汗泄阳飞而死矣。是必默护其根，培阳益阴为急，宜八味、理阴、地黄饮子之类。又如其人因劳扰动阳气，越出为温，再与非时之温令相合，表里两病。如外现身热不恶寒，头疼腰重，骨节强痛，胸满气喘等症，察其脉寸洪尺数，宜葳蕤汤，阳旦汤加葳蕤、杏仁，及桂枝加生地汤之类。如身虽发热，脉沉无力，渴不欲饮，面赤烦躁者，须表本兼顾。里重于表，宜加味理阴煎、大温中饮之类。

冬温火胜例

冬有非节之暖，原为不正之气，因腠理不密，当藏反泄，感而成病，名曰冬温。叶天士谓：温为欲热之渐，非寒症，得汗可解。其症发热不恶寒而渴，如兼心烦呕逆，热郁膈间者，凉膈合栀豉去硝、黄。如热邪痞结在胸者，黄连泻心。如温邪陷入手厥阴，舌色干赤，神昏瘛疭者，犀角地黄汤。如少阴温邪上炎，扰乱心包，心中烦，不得寐者，一水不胜二火也，黄连阿胶汤。

冬温金不足例

冬温以少阴为本，太阴为标。如少阴温邪升犯太阴，脉大面赤，身热而咳者，宜治以咸苦寒，黄连阿胶去鸡子黄，加生地、知母、川贝。如不系少阴升犯，外感非时温气，客入手太阴，面肿咳嗽，咽痛下利者，宜苇茎汤、清燥救肺汤、泻白散、黄芩汤、麻杏石甘汤、牛蒡子散、甘草汤、桔梗汤、普济饮、梨浆饮之类。

冬温土有余例

冬温少阴不足，阳明有余，脉浮洪滑大，烦热干渴者，玉女煎。若阳明表邪实者，葛根知母汤。大热而渴者，瓜蒌根汤。阳明膈热，懊侬烦躁者，栀豉汤。阳明欲呕，胸中烦热者，竹茹汤。阳明失解，烦躁发斑者，升麻葛根汤、犀角黑参汤。阳明蕴热成毒者，三黄石膏汤加薄荷、人中黄，或凉膈加石膏。阳明实热者，调胃承气汤。若阳明液涸，以救液为先，甘寒养阴是矣。

卷之十三阐发冬温方论终

卷之十四　冬温集方

阳旦汤

桂枝　黄芩　芍药　甘草　生姜　大枣

一方加麻黄、石膏。咳嗽，加桔梗、茯苓。停滞，加厚朴。治中风伤寒，脉浮，发热往来，汗出恶风，项强，鼻鸣干呕。

麻黄葛根汤

麻黄　葛根　芍药　葱白　豆豉

一方加犀角、元参。

治伤寒一日至二日，头项及腰脊拘急疼痛，浑身烦热恶寒。

犀角黑参汤

犀角　黑参　人参　升麻　甘草　射干　黄芩

治伤寒发汗吐下后，毒气不散，表虚里实，热发于外，故身斑如锦纹，甚则烦躁谵语。

葶苈苦酒汤

葶苈　苦酒　生艾汁

治伤寒七八日，内热不解，兼治汗后热不止，发狂烦躁，面赤咽痛。

加减一阴煎

生地　地骨皮　葳蕤　麦冬　知母　甘草　芍药

火浮于上，加黄芩。

景岳云：此治水亏火胜之剂。凡肾阴亏，而脉症多阳热不退者，宜此加减主之。

三才汤

方见湿温。

降心火，益肾水。

八味理阴煎

熟地　当归　干姜　甘草　肉桂　附子　细辛　人参

此理中汤之变方也。凡脾肾中虚，宜刚燥者当用理中，宜温润者即用理阴。凡真阴不足，或素多劳倦之辈，因而感邪不能解。或发热，或头身疼痛，或面赤舌焦，或虽渴而不喜冷饮，或背心肢体畏寒。但脉见无力者，悉是假热之症。若用寒凉攻之，必死。速用此汤温补阴分，托散表邪。连进数服，使阴气渐充，则汗从阴达，而寒邪不攻自散，此最切于时用者也。若风寒外感，邪未入深，但见发热，而脉不洪，且内无火症，素禀不足者，但以此汤加柴胡，连进一二服，其效如神。若寒凝阴盛，而邪有难解，必加麻黄，放心用之。不加柴胡，恐其清利也。仲景之温散寒邪，每从阳分，此方则从阴分，其迹若异，然一逐于邪，一托于内，而用温则一也。若阴胜之时，外感寒邪，脉细恶寒，或背畏寒者，乃太阳少阴症也，加细辛、附子，真神剂也。若阴虚火盛，其有内热，不宜用温，而气血俱虚，邪不能解者，宜去姜、桂，单以三味加减，或止加人参亦可。

地黄饮子

熟地　附子　肉桂　麦冬　五味　萸肉　茯苓　苁蓉　远志　菖蒲　川斛　巴戟　薄荷　生姜　大枣

肾阴失守，孤阳上越，面赤烦渴，足冷，脉沉小。

葳蕤汤

葳蕤　麻黄　杏仁　石膏　甘草　白薇　葛根　羌活　川芎　木香

治风湿，兼疗冬温，及春月中风伤寒，发热，头眩痛，咽喉干，舌强，胸内疼，痞满，腰脊强。

阳旦加葳蕤杏仁汤

葳蕤　杏仁　桂枝　黄芩　芍药　甘草　生姜　大枣

表里两病，胸满气喘者宜之。

桂枝生地汤

桂枝　生地　芍药　甘草　生姜　大枣

嘉言曰：少阴为阴脏而少血，所以强逼少阴汗者，血从口、鼻、耳、目出，而竭蹶可虞。轻亦小便不利，而枯槁可待，故不得已而用麻、桂。所贵倍加益阴以和阳，如生地、白芍、葳蕤、白薇之类，皆益阴之意也。

大温中饮

方见湿温。

此邪从营解之方。盖阳根于阴，汗化于液，从补血而散，有云腾致雨之妙，正不胜邪宜之。

麻杏石甘汤

麻黄　杏仁　石膏　甘草

此治热喘之方也。麻黄开毛窍，杏仁下里气，而以甘草载石膏辛寒之性，从肺发泄，俾阳邪出者出，降者降，分头解散。喘虽忌汗，然此重在急清肺热以存阴，热清喘定，汗即不辍，而阳亦不亡矣。

牛蒡子散

牛蒡子　防风　荆芥　甘草

治疹点欲出，未能得透，皮肤热，气攻咽喉，眼赤心烦者。

普济消毒饮

黄连　黄芩　薄荷　连翘　柴胡　升麻　甘草　桔梗　元参　马勃　牛蒡　白芷　制蚕　板蓝根

一方无薄荷，有人参。如便秘者，或加酒浸大黄。

此方乃泰和间大头天行，以承气加板蓝根，下之稍缓，翌日如故，下之又缓，终莫能愈，渐至危笃。东垣视之曰：夫人身半以上天之气也，身半以下地之气也。此邪伏于心肺之间，上攻头面为肿盛，以承气泻胃中之实热，是为诛伐无过。而与上焦之邪仍不能除，遂处此方全活甚众，遂名普济。

梨浆饮

雪梨浆

解烦热，退阴火，此生津止渴之妙剂也。

葛根知母汤

葛根　知母　芍药　川芎　葱白

阳明邪实，脉浮而洪者宜此。

如圣饮子

桔梗　甘草　麦冬　牛蒡

治一切毒攻，咽喉肿痛，烦热口渴。

生地黄连汤

生地　黄连　黄芩　大黄　栀子　防风　芍药　当归　川芎

治气血合病，循衣摸床，撮空闭目，扬手掷足，错语失神，脉弦浮而虚，得此以降血中之伏火耳。

卷之十四冬温集方终

跋

上《四时病机》十四卷，《女科歌诀》六卷，《温毒病论》一卷，《经验方》一卷，自先君子弃养后，景尧藏弆[①]箧衍[②]十一年于兹矣。忆自齠龀[③]受学，内禀庭训，兼读岐黄家[④]书。岁庚申，避兵海上，问侍之暇，日受提命，因得泛涉元明以来诸医家之异同。窃见斯道精微，非口讲指画无以导其机，非沉思厚力无以理其绪。是以景尧于切脉审证，施治之法，悉本旧闻，毋敢少持臆见。戊辰，应童子试，蒙厉慕韩邑长擢置第一，遂以游庠，嗣赴省闱，辄报罢，家贫谋食，援例以末秩待次安徽。公余积铢累寸，谋刊是集。辄出以呈当道，乞赐表章。二三心知，集资为助，爰加厘订，敬谨校刊，三阅月而事始竟。计自癸酉及今，奔走风尘，抱残守缺，功虽获竣，未克广为流布。仰惭高深，俯惜绵弱，三复手泽，曷禁泫然。

光绪己卯仲冬元孙景尧谨识

① 弆（jǔ 举）：收藏。
② 箧衍（qièyǎn 窃眼）：方形竹箱，盛物之器。
③ 齠龀（tiáochèn 条衬）：又作“齠亂”，孩童、垂髫换齿之时，借指孩童。
④ 岐黄家：一刻本作“秦越人”。

附一　温毒病论

清·邵登瀛　辑

目 录

原 序

步青先生为一瓢老人高足。余束发受书，即邀英盼。时年八秩，长身玉立，望之若神仙中人。继与文孙春泉交知，箧衍所藏，手泽犹新，未及请而伏诵也。今岁夏初，时疫濡染，危者日剧，仓猝莫救，心甚悯焉。春泉手出是编，乞叙于余，将付梓以共同好，其用心亦仁矣哉。窃闻江南疫疠莫甚，于崇祯之辛巳，当时吴氏立论主以达原饮，同时西昌喻氏则主以人参败毒散，识者谓遵吴则邪解正伤，宗喻则留邪遗患也。乾隆丙子，江南治法多遵吴氏而变通之，往往应手取效。今阅是编而有征，盖先生身丁其会，临证既多，又习诸先辈之绪论，剖析人微，方多传于古人，用独抒其心得。卷帙无多，较周氏《温热暑疫》一书，尤为精当，洵足津逮后学。学者果能遵其法，明其意而不徒袭其方，既免多歧之亡羊，亦弗守株而待兔，所关岂浅鲜哉！因缀数语于简端，志其缘起，以告世之读是书者。

嘉庆乙亥夏五月淡安徐锦书于心太平轩

序

疫证每起兵荒之后，周禹载、吴又可代有成书，然而有志之士，知其疏节者未知其精旨，得其正治者不得其变通。我曾祖见疫病之杀人至亟也，因参酌周吴二家之说，并旁集诸书，穷原竟委，作为是编，刊板行世。奈曩时刷印无多，兵火后亦半作烬余矣。今从书肆索得旧本重加考订，以推广而行之。昌黎有云：莫为之前，虽美弗彰，莫为之后，虽圣弗传。此编汇先贤之格言，摅毕生之心得，亦犹是述而不作之用意焉尔。

曾孙炳扬谨识

愚按：冬温、春温、温疫、湿温，四症盛行之时，每夹杂温毒一症者有诸。嘉言谓：是病久热炽成毒，为病中之病。然考《金匮》则曰：七日不可治。三十年来，亲历是病，其毙多在六七日之间，其病一起即剧，多在三四日之内。可知嘉言病久成毒之说为非是，而仲景所云七日不可治为的确也。尝细绎之，风、寒、暑、湿、热，皆天地之常气，人感之入手足经，可以汗、吐、下、温、清、补，常法治之。苟治法头头是道，无不应手取效。若温毒感天地之厉气，无岁不有，但有轻重耳。感入手经，则病在上，如头面腮颐肿如匏瓜，喉痹失音，颈项粗大，烂喉丹痧之类。感入足经，则病在中，胃中有浊，营卫不通，血凝不流，发斑紫黑，阳毒痈脓，阴毒面青，身如被杖之类。若下入于阴，则下血如豚肝，清便下重，脐筑湫痛之类。感天地之常气者，病有传变，治有候数，可以常理测之，常法治之。若感天地之厉气者，一发暴不可御，寒之、散之、攻之，毫无一效，医者茫不知作何病治，束手待毙。热毒闪烁，七日内已消灭人之气津血液，不可治矣。然则治之奈何？曰：治温毒以逐解为功，不可以清热为能。嘉言云：上焦如雾，升逐解毒；中焦如沤，疏逐解毒；下焦如渎，决逐解毒。吴又可云：白虎无破结之能，黄连有闭塞之害，但求清热，犹扬汤止沸，且徒伐胃气，反抑邪毒，脉变细小不治，唯承气有夺邪之能，当乘人气血未乱，津液未枯，病人未至危殆，投剂不致掣肘。旨哉！二先生之论，合而观之，温毒之治，思过半矣。今人遇温毒病，但知扬汤止沸，迨至服寒凉而愈热，茫无头绪，迁延待毙。嗟乎！其亦知寒凉无破结之能，反抑邪毒之理乎！且亦知治温毒当于七日前下手，乘人气血未至消亡，驱逐解毒，乘势追拔之理乎！

述古

《金匮》云：阳毒之为病，面赤斑斑如锦纹，咽喉痛，唾脓血，五日可治，七日不可治；阴毒之为病，面目清[①]，身痛如被杖，咽喉痛，五日可治，七日不可治。

赵以德[②]云：斑皆热毒，伤于阴阳二经血分，所以不分表里，俱以升麻解时气毒厉，疗发斑，开咽喉。毒攻与热毒成脓之症，热毒在阳经络，则面赤如锦斑，唾脓血；在阴经络，则面青，身如被杖。其曰"五日可治，七日不可治"者，五日乃土之生数，热未极也；七日为火之成数，热已极矣，阴阳之气津血液皆消灭矣。伤寒七日经气已尽，而此加之以毒至七日，不唯消灭其阴，且火极亦自灭矣。

王安道[③]云：仲景所云阴毒，非阴寒之病，乃感天地恶毒之气，入于阴经。

王叔和[④]云：阳脉洪数，阴脉实大，更感温湿，变为温毒。周禹载云：春至病温之人，更遇时热为未至，而至之异气变为温毒。

此论伏温与时热交并，表里俱热，温毒为病最重也。其脉浮沉俱盛，其症心烦闷，呕逆喘咳，甚则面赤，身体俱赤色，狂乱躁渴，咽肿痛，狂言，下利而发斑，最为危候。

---

① 青：刻本作"清"，据石印本改。

② 赵以德：元末明初医学家。名良仁，字以德，号云居，浦江（今浙江金华）人。著有《金匮方衍义》等。

③ 王安道：元末明初医学家、画家。名履，字安道，号畸叟，又号抱独山人，昆山（今江苏苏州）人。著有《医经溯洄集》等。

④ 王叔和：晋代医学家。名熙，字叔和，高平人。著有《脉经》等。

温毒发斑，因热毒内攻不得散，蕴于胃府而发出肌表，或失于汗下，或汗下不解，足冷耳聋，胸中烦闷咳嗽，呕逆躁热，起卧不安者，便是发斑之候。

温毒发斑，并非因失汗下，及汗下不解。

斑如锦纹，身热烦躁，大便燥结者，黄连解毒汤。

躁闷狂妄而无汗者，三黄石膏汤。

自汗烦渴而发斑，为胃热，人参化斑汤。

烦热错语，不得眠，白虎合黄连解毒汤。

斑不透，犀角大青汤；已透，热不退，本汤去升麻、黄芩，加人参、生地、柴胡。

斑色紫者为危候，黄连解毒合犀角地黄汤。然须与病家言，过方用此症，十中救二三。若黑色而下陷者，必死也。

发斑虽禁下，若大便秘躁，渴，色紫者，可微下之。

发斑已尽，外热已退，内实不大便，谵语，小剂凉膈，或大柴胡微下之。

发斑红赤者为胃热，紫为胃伤，黑为胃烂也。大抵鲜红起发者吉，虽大不妨；稠密成片，紫色者，半死半生；杂色青紫者，十死不一生矣。

凡斑既出，须得脉洪数有力，身温足暖者，易治；若脉小足冷，元气虚弱者，难治；狂言发斑，大便自利，或短气，燥结不通，而黑斑如果实黡者，不治。

吴又可云：热留血分，里气壅闭，则邪毒不得外透而为斑。若下之，内壅一通，则卫气亦从而疏畅，或出表为斑，则邪毒亦从而外解矣。若下后斑渐出，不可更大下。设有下证，少与承气缓缓下之。

愚按：发斑不可下，指伤寒时气而言；内实色紫者可微下，正指温毒而言。何也？时行发热内郁，及伤寒失汗、失下、汗下后不解，烦躁呕闷，但得出表为斑，则呕逆止，烦闷解，热邪即从之外泄。非如温毒斑，虽见于肌表，热毒甚，而内结烦躁愈加，呕闷仍然，唇干齿燥，谵语昏昧，不大便，鼻煤，仅以犀地膏连之类解之，扬汤止沸，其如灶底加薪。何唯大黄走而不守，从营卫所出之源，铲去邪毒之根，使里气一通，表气亦顺，则火毒消散，炎熇顿为清凉。尔昔滑伯仁[①]治一人，身大热，脉沉实而滑，四末微清，遍体赤斑，舌黑芒刺，神昏谵语，以小柴胡加石膏、知母，连进三服，次用大承气汤下之而愈。吕沧洲[②]治一人，神昏，脉伏，肌肤灼热，营热发斑，先与人参白虎汤化其斑，次以桃仁承气汤下之而愈。由此观之，以上诸条所论清解斑毒之法，仍不脱治伤寒时气之窠臼，以之治温毒则否否，唯用下三条为有合于温毒之治法也。

发斑禁下可下辨

沈目南曰：《经》言少阴所至，为疡疹身热，故疹属少阴，君火隐于皮肤之内；少阳所至，为嚏呕疮疡，故斑属少阳，相火发于皮肤之上。二者在春分以后、暑令以前，君相司令，感冒时热，风火内郁，发斑。其症头疼，身热足冷，呕逆喘咳，而胸烦满闷，躁热，起卧不安，耳鸣耳聋，浑浑焞焞，昏昧，鼻干，呻吟。势甚者，发热一二日即出，六七日乃退；势缓者，

① 滑寿：元代医学家。字伯仁，晚号樱宁生。著有《读素问钞》《难经本义》《十四经发挥》等。

② 吕沧洲：元末明初医学家。名复，字元膺，晚号沧州翁，河东（今山西）人。著有《群经古方论》等。

四五日方出，一二日即退；亦有随出随退。有稀疏几点者，有稠密如麸者，然多细如蚊咬，色亦鲜红，或间有紫色细点。此手经为病，故无下法。

少阴疹治法，总以透达为主。若少阳斑属三焦相火，其症与伤寒阳明发斑不同，与时令少阴发斑，神昏舌绛者亦异，不过风热内郁而已。治宜凉膈去硝黄，加防风、荆芥、川芎、赤芍、桔梗，或柴芎香豉饮。

伤寒发斑，因失汗则表邪不解，失下则里邪不解，下早则邪陷不解，下迟则火盛不解，或阳证误阴，则热甚伤血，里实表虚，热邪乘虚蕴于肌肤而为斑也。轻者色红而赤，重者色紫[1]而显。轻者细如蚊迹，只在四肢；重者成粒成丛，乃见胸腹。治宜透之解之，毒气外宣，火威下抑，中州之祸解免。如元气虚者，当扶元气，而兼化斑。若下之则热毒内陷，症反变剧，故禁下法。温毒发斑，不因失汗失下，一起脉浮沉俱盛，壮热烦躁，起卧不安，外或头面红肿，咽喉肿痛，吐脓血，面赤如锦纹，身痛如被杖，内则烦闷呕逆，腹痛，狂乱躁渴，或狂言下利，如是而发斑者，点如豆大而圆，色必紫黑而显，胸背腰腹俱稠，毒气弥漫营卫，三焦壅闭，燔灼气血，斯时而任白虎之化斑，犀角大青之解毒，邪毒得降而愈，反致不救。唯下之，内壅一通，邪气因有出路，斑毒亦从而外解矣。治法当与疫病发斑参看。

① 色紫：刻本作“紫色”，据石印本改。

附温毒可下证

舌黄苔[1]　黑苔芒刺

得病二三日，舌干焦黄，大渴烦躁，热已瘀胃也，调胃承气汤。若表里俱实热者，凉膈散。

黑苔芒刺，邪毒在胃，熏腾于上也，或硬黑，或软黑，大承气汤下之，黑皮自脱。

唇燥裂　唇焦　鼻如烟煤

胃热多有此症。若鼻煤，尤热毒在胃，下之无疑。

目赤　气喷如火　狂烦扬手掷足

小便赤黑，涓滴作痛，皆热极，下之无疑。

心下胀满　高起如块　心下拒按

邪传胸胃，内结气闭，小承气下之。客热一除，本气自然升降，胀满立消。若投陷胸、泻心，反致遏抑邪毒。

腹痛，按之愈痛

邪结气阻，痞满燥实作痛，得大承气一行，邪结并去，胀满顿除，皆藉大黄拔毒逐邪，破结导滞所为。一窍通，诸窍皆通也。

热结旁流　下利挟热

自利纯臭水，昼夜十数行，口燥、唇干、舌裂，此热结旁流也，急下以大承气汤，去其宿垢，顿止。

下利挟热，承气汤以撤热，利自止。

大斑紫黑

热极胃烂，气血不行，大承气下之，仅救二三。若以化斑消斑，殊谬。

① 苔：原作“胎”，据文义改。下同。

头痛　头面肿大　咽喉痛　咽嗌堵塞　牙关口噤

胃家热瘀，气不下降，毒气攻冲，下之，里气一通，毒消气降而自愈。仅投散邪、退热、消毒，殊谬。

口燥舌干烦渴　口臭

邪热在胃，阻碍正气，气止火亦止。积火成热，投承气逐去其邪，气行大泄而热自已。若用解毒泻心，专务清热，反致闭塞之害。

脉厥　体厥

阳亢已极，六脉如无，通体冰冷，下之脉复厥回。

循衣摸床　撮空肉惕　目不了了

失下，邪火独甚，元神将脱。下亦死，不下亦死。黄龙汤下之。

疫兼运气

疫证，当兼运气，施治如东垣制普济消毒饮，以疗大头瘟法是矣。

泰和间，民多疫疠，初则憎寒壮热，体重，次传头面肿盛，目不能开，上喘，咽喉不利，舌干口燥，俗云大头伤寒。东垣曰：身半以上天之气也。邪热客于心肺之间，上攻头面而为肿耳。用普济消毒饮全活甚众，时人皆曰天方，谓天仙所制也。

瘟疫所因

四时不正之气感而致病，初不名疫也。因病致死，病气尸气混合，不正之气斯为疫矣。以故鸡瘟死鸡，猪瘟死猪，牛马瘟死牛马，推之于人，何独不然？所以饥馑兵荒之际，疫疠盛行，大率春夏之交为甚。盖温暑热湿之气，交结互蒸，人在其中，无隙可避。病者当之，魄汗淋漓，一人病气，足充一室，况于连床并榻，沿门阖境，共酿之气。益以出户尸虫，载道腐墐，燔柴掩席，委壑投崖，种种恶秽，上混苍天清净之气，下败水土物产之气，人受之者，亲上亲下，病从其类，有必然之势。

疫邪中三焦

人之鼻气通于天，故阳中雾露之邪者为清邪，从鼻息而上入于阳，入则发热头痛，项强项挛，正与俗称大头瘟、蛤蟆瘟之说符也。人之口气通于地，故阴中水土之邪者为饮食浊味，从口舌而下入于阴，入则其人必先内栗，足膝逆冷，便溺妄出，清便下重，脐筑湫痛，正与俗称绞肠瘟、软脚瘟之说符也。然从鼻从口所入之邪，必先注中焦，以次分布上下。故中焦受邪，则胃中为浊，营卫不通，血凝不流，其酿变即现中焦，俗称瓜瓤瘟、疙瘩瘟等症，则又阳毒痈脓、阴毒遍身青紫之类也。此三焦定位之邪也。甚者三焦邪溷为一，内外不通，脏气熏蒸，上焦怫郁，则口糜龈蚀。卫气先通者，因热作使，游行经络脏腑，则为痈脓。营气先通者，因召客邪，嚏出、声嗢、咽塞，热壅不行，则下血如豚肝。然以营卫渐通，故非危候。若上焦之阳、下焦之阴，两不相接，则脾气于中，难以独运。斯五液注下，下焦不阖，而命难全矣。

治疫病与伤寒异

伤寒邪在外廓，故一表即散；疫邪行在中道，故表之不散。伤寒邪入胃府，则腹满便坚，故可攻下；疫邪在三焦，散漫不收，下之复合治法。未病前，预饮芳香正气药，则邪不能入，此为上也。邪既入，则以逐秽为第一义。上焦如雾，升而逐之，兼以解毒；中焦如沤，疏而逐之，兼以解毒；下焦如渎，决而逐之，兼以解毒。营卫既通，乘势追拔，勿使潜滋。

疫邪从口鼻直犯脏腑，正气闭塞，邪气充斥，顷刻不救。苦寒伤胃，温补助邪，如人中黄之类，方为合法也。丹溪人中黄丸，补、降、散三法并施；《明医杂著》清热解毒汤，内外兼治，乃古治疫之大略。

吴又可论寻常所有疫疠，喻嘉言论天地不正之大疫，各极快畅，不可执一。要知疫有伤气、伤血、伤胃之殊，故见症不同，治亦稍异。若入脏者，则必不知人而死矣。大法以症为则，毋专以脉为据也。

《素问》曰：不相染者，正气存内，邪不可干也。

治疫名案

罗谦甫[①]治中书右丞姚公茂，疫发头面肿疼，耳前后尤甚，胸中烦闷，咽嗌不利，身半以下皆寒，足胫尤甚，脉浮数，按之弦细，上热下寒明矣。《内经》云：热胜则肿。又云：春气病在头。《难经》云：蓄则肿热，砭射之也。遂于肿上刺，其血紫黑，顷时肿痛消散。又于气海、三里、大街，艾炷灸百壮，导热下行，遂立既济解毒汤。

江篁南[②]治给事中游让溪，感大头风症，始自颈肿，延至面赤，三阳俱肿，头顶如裂，身多汗，寐则谵语，喘咳。其亲汪子际以川芎茶调散合白虎汤，服一剂而减。次日，耳轮发水

---

① 罗谦甫：元代医学家。名天益，字谦甫，真定（今河北正定）人。著有《东垣试效方》《卫生宝鉴》等。

② 江篁南：明代医学家。名瓘，字民莹，号篁南子，安徽歙县人。编有《名医类案》。

泡数个，余肿渐消，独耳后及左颊不散。又以六黄汤加散毒药，延及二旬，颠顶有块，如鸡子大，面颊余肿未消。江以生黄芪、米仁、茯苓、黄芩、生草，加童便，从火治，更饮绿豆、童便，五日愈。

疫病名状

大头瘟者，其湿热伤高颠，必多汗气蒸，初憎寒壮热，体重，头面肿甚，目不能开，上喘，咽喉不利，舌干口燥，不速治，十死八九，宜普济饮。如大便硬，加酒蒸大黄。若额面焮赤而肿，脉数者，属阳明，本方加石膏，内实加大黄。若发于耳之上下前后，并额角旁红肿者，此少阳也，本方加柴胡、花粉，便实亦加大黄。若发于头脑项下，并耳后赤肿者，此太阳也，荆防败毒散加芩、连，甚者砭针刺之。

虾蟆瘟

虾蟆瘟者，喉痹失音，颈筋胀大，腹胀如虾蟆者是也。宜荆防败毒散，加金汁尤妙。

瓜瓤瘟

瓜瓤瘟者，胸高胁起，呕血如汁者是也。宜生犀饮。

疙瘩瘟

疙瘩瘟者，遍身红肿，发块如瘤，旦发夕死者是也。三棱针刺入委中三分，出血，及服人中黄散。

绞肠瘟

绞肠瘟者，腹鸣干呕，水泻不通者是也。探吐之，宜双解散。

软脚瘟

软脚瘟者，便泻清白，足肿难移者是也。即湿温，宜苍术白虎汤。

杨梅瘟

杨梅瘟者，遍身紫块，忽然发出霉疮者是也。清热解毒汤下人中黄丸，并刺块出血。

疫重解毒

古人治疫，全以解毒为要。尝考古方以解毒、消毒、败毒名，及以人中黄、生犀、大青、青黛、元参、黄连立方者，凡几十首，皆解毒之品。可见感时邪天地之常气，故无毒；疫病感天地之厉气，故有大毒。盖疫起兵荒之后，道路死亡无虚日，以致千百一冢，埋藏不深。因天之风雨不时，地之湿浊蒸动，逐致死气、尸气、浊气、秽气，随地气上升，混入苍天清净之气，而天地生物之气，变为杀厉之气，无形无臭，从口鼻而入，直犯脏腑，正气闭塞，邪气充斥，顷刻云亡。故天下秽恶之气，至疫为毒极矣。善治者分三焦伤气、伤血、伤胃之殊，随机解逐。大抵毒轻者愈，毒化者亦愈，毒重者危，毒陷者死。何谓毒陷？即周禹载云：入脏者，不知人而死也。乾隆乙亥冬，吴中大荒，途多饿殍，尸气绵亘。至丙子，君相司令之际，遂起大疫，沿门阖境，死者以累万计。予手历是病，故将经验笔之于下。

大疫与常疫不同

吴又可云：疫邪传外，自汗而解；疫邪传里，下之而解。又云：疫邪留于气分，解以战汗；留于血分，解以发斑。皆为寻常疫病毒轻者言之也。若丙子年之疫，初起无不微有自汗，汗出不解，继无不发斑，斑透不解，又无不下之，下之亦不即解，最后而得战汗、狂汗、自汗，乃稍解。然余邪达表，尚发白疹如痞，一病而全备诸症，何哉？予细推之，是年之疫，乃毒气深重之大疫，不可以常法拘也。始无不自汗者，以手少阳三焦，是动则自汗出，气所生病也。气者属阳，阳主开泄，火邪侵入，扰乱阴气，则自汗出，故不解。继而气血两伤，斑见肌表，此毒邪固结，营卫俱剧之症也。以寒凉两清气血，毒虽渐化，营卫尚未通行，故不得汗解。必以大黄通地道，芒硝破坚燥，从营卫所出之源，铲去邪毒之根。斯里气一通，表气亦顺，因而大汗得解。最后尚发白痦者，直达肌表，余邪毕散也。参观之而觉得如此。

治疫略同治痘

治疫之法，大略与治痘相似。痘初见标，以解肌疏表，则毒松而易出。若疫病初起，热格于外，不达于表，凛凛恶寒，或咽痛喉痹，烦躁不宁，斯时不以轻凉解散之方达之外传，则毒未有不向里者，此疏解之与治痘相似也。及痘既发齐，以清凉解毒，则化成脓浆。若疫病当五六日，陡然大发，火毒炽盛，发斑发狂，使不以气血并清，寒凉解毒之方，则瘟毒不化，渐至津亡液涸，神昏闭陷，此解毒之与治痘相似也。唯大黄抽薪之法，治痘用于火毒初萌之际，而治疫用于斑毒渐化之时，恐下早则斑毒内陷也。唯俟表热渐除，里热未去，斯时一大下之，火毒消散，炎熇顿为清凉，此则先后不同尔。然亦有一起表里俱急，阳邪怫郁者，用凉膈散、双解散治之，内不去硝、黄也。

疫病二三日厌厌聂聂，以疏利为主

疫邪初发，恶寒凛凛，头胀眩晕，耳鸣耳聋，浑浑焞焞，或心中澹澹大动。及邪毒渐张，营卫受伤，外淫于经，则头疼身痛，目锐眦皆痛，壮热自汗，昏昧不爽，日渐加重。不唯不能即瘳，且见症反增，莫之能御。古人云：瘟疫莫治头，良有以也。此时但可疏利，使邪传外，由肌表而出，或斑消，或汗解为顺。

达原饮不可用

疫病首尾，一于为热。达原饮中草果、槟榔，以辛烈之猛，破肓原之伏，每至津液愈耗，热结愈固，邪无由化，因而闭陷者屡矣。予所用疏利法门，亦从又可之论悟入。其论云：诸窍乃人身之户牖也，邪自窍而入，未有不由窍而出。《经》曰：未入于腑者，可汗而已；已入于腑者，可下而已。总是导引其邪从门户出，可为治疫之大纲，舍此皆治标云尔。此段议论甚确，惜未立方耳。因思古之长于治火者，莫如守真氏，其立通圣散、凉膈散二方，通治表里三焦俱实，大有微妙。通圣散中防风、荆芥，解表药也，疫邪之浮越于经者，得之由汗而泄；薄荷、连翘，清上药也，疫邪之上蒸高颠，得之由鼻而泄；大黄、芒硝，通利药也，疫毒之在于肠胃者，得之由后而泄；滑石、山栀，水道药也，疫毒之在于决渎者，得之由溺而泄。热淫于膈，肺胃受邪，石膏、桔梗清肺胃也，而连翘、黄芩又所以祛诸经之游火也。其凉膈中，上则薄荷、黄芩，从肺主卫者，散而解之；中则连翘、山栀，从心主营者，清而解之；下则芒硝、大黄，从胃与大肠，下而解之。庶几燎原之场，顷刻为清虚之府，正所谓驱而逐之，由窍出也。予借用二方投之，无汗者得汗，或发斑疹，邪从外解，不从内陷矣。

疫病五六日陡然大发，以驱逐解为主

毒之重者，五六日火毒大发，口秽，气喷如火，目赤如鸠眼，大渴引饮，狂烦谵语，此时当以解毒为主。审其在气分，舌黄焦干，或黑苔芒刺，呕吐呃逆，胸膈痞闷，心下胀满，腹中痛，或燥结便秘，热结旁流者，清解以白虎汤、竹叶石膏汤、竹茹汤、栀豉汤、泻心汤、陷胸汤等方，驱逐以三承气汤、三黄石膏汤、茵陈蒿汤等方。俾气分之毒，化浊为清，则脉之洪数者转为和平，邪气溃散，卫气渐通，或战汗，或自汗，或斑疹。审其舌绛神昏，唇紫齿燥，烦躁发斑者，伤血分也，以犀角地黄汤、犀角大青汤、竹叶地黄汤、黑膏、紫雪等方治之。如昏闭者，必用牛黄清心丸、至宝丹，加入犀、羚、金汁、人中黄、连翘、元参、鲜生地等汤剂中，以清营分之热，则毒气溃散，而斑消汗解。

疫病以症为则

有初起舌苔焦黄，一二日即干黑芒刺，脉二阳搏，胸满痞塞，手扬足掷，气喷如火，此疫邪直犯胃府，不下则危。即有斑亦不能发出，必以承气下之。内毒既疏，外斑自透，不待发散，多有自汗而解者。又有一起舌紫无苔，烦躁闷瞀，坐起不安，此症最凶，其死多在二三日间，此疫邪直犯包络，入脏之证也。清之、开之、攻之，终不免于死。最后一遇此症，以《拔萃》犀角地黄汤投之，得下而幸免，以内有大黄泄毒于营分也。因信周禹载云：疫病之治大法，以症为则，毋专以脉为据也。

发斑轻重

凡发斑在四肢胸项，稀疏者，虽色红紫，其毒尚轻。俗见稀少，患其不透，不知毒原有限，营卫尚通，以犀角、大青、消斑诸方，对症投治，无不毒化斑消，渐得战汗而愈也。如胸背周身，稠密如痦，其毒必重。屡见斑发，无毫缝者，即勉投黑膏、紫雪、金汁、人中黄等，如水投石，热反炽，神渐蒙，口秽难近，营卫不行而死矣。又有日夜烦躁，斑见隐处色青紫，而腰以上反无者，此毒陷三阴，必死之症也。

疫重战汗，根本在胃谷肾精

凡疫病战汗，近在一七，远在二七，甚至三七。其及期而或战，或不战者，所关全在谷气精气，请援古证今以明之。《内经》温论云：人所以汗出，皆在于谷，谷生于精。此段论温，独创谷气精气之旨。盖谷气化为精，精气胜乃为汗，身中之至宝者也。予见病温之人，右脉搏大，愈按愈劲，不为指挠，狂烦大热如火，口秽喷人，欲得水饮，未尝不白虎清之，承气下之。然药自药，病自病，不减分毫而死，何也？因思温论云：二阳搏，其温，死不治。虽未入阴，不过十日死。二阳，手足阳明也。金土刚燥，亢熯阴绝，胃谷肠精，水谷将绝，乃致肠胃如焚矣。以是知疫邪伤胃而死者，胃烂而绝谷也。又见左脉洪搏，下溢入尺者，病至一七外，忽然昏不知人，遗尿，喘息口开，俨似类中。此时，以犀、地清之则愈陷，以参、附挽之则抱薪救火，坐而待毙，何也？因思疫论云：入脏者，不知人而死。又仲景云：少阴息高[①]者死。正指精气虚之人，邪陷入脏，昏昏如梦，根本已拨，故息高；舌本已强，故不语也。知乎此，则胃谷肾精，一脏一腑，可不慎乎！予于毒归胃腑之症，早用承气下之，以驱热存津。如发斑者，以白虎、竹叶、石膏、犀角、大青、紫雪辈清之。虚者，人参化斑救之，而以芦根汁、银花露、蔗浆、白金汁、清米饮，任意和服，不令胃汁乏竭，

① 息高：目瞪口张，不语，呼出多而吸入少也。

致变亡阳[①]绝谷而死。又于少阴不足之人，以黄连阿胶合犀地，清滋并行，以复脉汤去姜、桂，换北沙参、蔗浆，以保下泉之竭，甚则用三才以救垂绝之元阴，不令精气亏涸，邪乘虚陷，致变直视、谵语、遗尿、喘息等绝症皆见而死，则虽至二七、三七之期，仍得战汗而愈也。如遇阳明邪实，吸引肾水而竭，精神殆尽，邪火独存者，勉以陶氏黄龙汤下之，十中亦救一二，所挽回者多矣。

选用诸方

白虎汤

石膏　知母　粳米　甘草

加人参则益虚，加苍术则胜湿。

调胃承气汤

大黄　芒硝　甘草

小承气汤

大黄　厚朴　枳实

大承气汤

大黄　芒硝　厚朴　枳实

承，顺也。热入胃者，秘结壅实，气不得顺也。《本草》云：泄可去闭，气得以顺，故曰承气。调胃汤不用枳、朴，以其不作燥满，恐伤上焦虚无氤氲之气。小承气不用芒硝，以虽实未坚，恐伤下焦真阴之分也。大承气，上、中、下三焦皆病，痞、满、燥、实俱全，故用大承气急下以存阴也。

三承气，温毒病用之者，为下其热，非下其实也。又可云：承气为逐邪而设，非为结粪而设也。

① 亡阳：即亡津液之互辞。

紫草承气汤

紫草　大黄　厚朴　枳实

未利，加芒硝。

治温毒发斑，色紫黑，毒伏血中不能出，急用大黄，破阳明之毒，泻血中之滞，复以紫草，内通血脉，外达皮毛。费建中[①]曰：毒出郁伏而重者，重与之攻，而轻与之清解，即此理也。

黄连解毒汤

黄连　黄柏　黄芩　栀子

治热毒，狂妄，躁渴，错语，及吐下后热不解，脉洪，热甚发斑。

毒即火邪也，故用大苦大寒之药，抑阳而扶阴，泻其亢甚之火，而救其欲绝之水也。崔尚书[②]曰：秘而错语者，宜承气汤；通而错语者，宜解毒汤。河间曰：湿热内甚，小便赤涩，大便溏泄，少腹急痛者，欲作利也，宜解毒汤。

三黄石膏汤

石膏　黄连　黄芩　黄柏　栀子　豆豉　麻黄　生姜　葱白

地浆水煎。

治温毒，躁闷，狂妄，无汗，表里炽盛。如脉数，便秘，上气喘急，舌卷囊缩者，去麻黄、豆豉，加[③]大黄、芒硝。

---

① 费建中：明末清初医学家。名启泰，字建中，乌程（今浙江吴兴）人。著有《救偏琐言》《一见能医》等。

② 崔尚书：唐代医学家。名知悌，许州鄢陵（今河南鄢陵）人，唐高宗时任中书侍郎、户部尚书。著有《骨蒸病灸方》等。

③ 加：原作“如”，据文义改。

人参化斑汤

人参　石膏　知母　甘草

一方加元参。

治胃热发斑，自汗，烦渴，脉虚。

犀角大青汤

犀角　大青　元参　升麻　黄连　黄芩　黄柏　山栀　甘草

若去连、柏、山栀、大青，加射干、人参，名犀角黑参汤。

犀角地黄汤

犀角　生地　丹皮　赤芍

治发斑，凉血解毒。

凉膈散

薄荷　连翘　黄芩　栀子　大黄　芒硝　甘草　竹叶

加白蜜煎。

治上中二焦热甚，身热烦躁，目赤口渴，口疮唇裂，胃热发斑，发狂，大小便秘。

此即仲景调胃承气法，加连翘、薄荷、黄芩、山栀也，乃上下分消其热。

加味凉膈散

黄芩　栀子　连翘　甘草　川芎　地骨皮　赤芍　荆芥　防风

大柴胡汤

柴胡　黄芩　半夏　大黄　枳实　芍药　大枣　生姜

表证未除，里证又急，汗下兼行用此。

小柴胡汤

柴胡　黄芩　半夏　人参　甘草　大枣　生姜

治邪在肝胆，半表半里，或神昏谵语者，以此加减服之。

桃仁承气汤

桃仁　大黄　芒硝　甘草　桂枝

胃移热于下焦气分，小便不利，热结膀胱也。若移热于下焦血分，小便自利，膀胱蓄血也。故昼日稍减，夜发谵语者，瘀血也。

柴芎香豉饮

柴胡　川芎　香附　豆豉　丹皮　地骨皮　防风　甘草

手少阳相火，时令发斑，宜此方与加味凉膈散。

小陷胸汤

黄连　半夏　瓜蒌

疫邪结胸，按之则痛，以此祛逐脉络之邪。

黄连泻心汤

黄连　生地　知母　甘草

黄龙汤

人参　大黄　芒硝　厚朴　枳实　当归　地黄

治邪热甚，而元气将脱。

普济消毒饮

黄连　黄芩　人参　元参　桔梗　甘草　升麻　柴胡　连翘　牛蒡　白芷　马勃　制蚕　板蓝根

治大头瘟，头面肿大，目赤肿痛，憎寒壮热，咽喉不利。芩、连、连翘、元参，泻心肺之热。人参负荷其正，驱逐其邪。升麻、白芷、柴胡，升少阳阳明之正气。甘、桔载引诸药。牛蒡散风消毒，僵蚕消风散结。板蓝根解天行热毒，马勃消头面毒肿。四味为诸药驱使于上焦，以成消散之功。

大便结，加酒蒸大黄。若额上面部焮赤红肿者，属阳明，本方加大黄、石膏。若耳之上下前后，并额角旁红肿者，属少阳，本方加柴胡、花粉，便实亦加大黄。若头脑项下，并耳后赤肿者，属太阳，荆防败毒去人参，加芩、连，甚者砭针刺之。

人中黄丸

人中黄　人参　大黄　苍术　香附　防风　川黄连　滑石　桔梗

治杨梅瘟。

清热解毒汤

黄连　黄芩　人参　石膏　知母　甘草　生地　白芍　升麻　葛根　羌活　生姜

既济解毒汤

大黄　黄连　黄芩　桔梗　甘草　当归　柴胡　升麻　连翘

治时毒，头面肿疼，耳前后肿尤甚，胸中烦闷，咽嗌不利，身半以下皆寒，足胫尤甚。芩、连苦寒，酒炒泻其上热，为君。甘、桔辛甘上升，佐诸苦药以治其热。升、柴苦平，味之薄者，阴中之阳，发散上热，为臣。连翘苦辛平，以散结消肿。当归和血止痛。酒蒸大黄苦寒，引其上行至颠，祛热而下。以为服后，大便利，肿消痛减。

川芎茶调散

川芎　薄荷　荆芥　防风　羌活　白芷　细辛　甘草

每服三钱，食后茶调服。

《经》云：伤于风者，上先受之。诸药上行，用以升清阳而散郁火。

当归六黄汤

当归　熟地　生地　川连　黄芩　黄柏　黄芪

治阴虚血热。

荆防败毒散

荆芥　防风　羌活　独活　柴胡　前胡　人参　茯苓　川芎　牛蒡　薄荷　桔梗　甘草（用人中黄尤妙）

加金汁尤效。

生犀饮

犀角　金汁　黄连　苍术　黄土　芥茶

虚，加盐水炒人参。便结，加大黄。渴，加花粉。表热，去苍术、黄土，加桂枝、黄连。便脓血，去苍术，加黄柏。便滑，以人中黄代金汁。

人中黄散

人中黄　雄黄　辰砂

上为末，薄荷桔梗汤下。

治疙瘩瘟。

双解散

黑栀　连翘　黄芩　薄荷　甘草　芒硝　大黄　麻黄　石膏　荆芥　防风　归身　芍药　川芎　白术　滑石　桔梗

治三阳合病，亦治绞肠瘟。

苍术石膏汤

苍术　石膏　知母　甘草

治软脚瘟。

救急解毒丸

大黄　黄连　黄芩　荆芥　防风　制蚕　薄荷　连翘　甘草　桔梗　升麻　射干　蒲黄　青黛　硼砂

以乌梅汤调柿霜为丸，如圆眼大，噙化。

治时行咽喉肿痛，项颈粗大，舌强声哑，水药难入，兼头面浮肿，疙瘩坚硬。

犀角消毒饮

犀角　牛蒡　防风　荆芥　甘草

一方加薄荷、桔梗。

治毒气发斑，痛痒。

消毒丸

大黄　制蚕　牡蛎

蜜丸，弹子大，新汲水下。

治疙瘩瘟。

消斑青黛饮

青黛　犀角　元参　人参　石膏　知母　生地　黄连　柴胡　栀子　甘草

大便实者，去人参，加大黄。

治阳毒发斑已透，热不退。

元参升麻汤

元参　升麻　甘草

治发斑咽痛。升麻入阳明而解毒，元参散浮游之火而消毒，甘草能散能和，故可利咽散斑也。

达原饮

草果　厚朴　槟榔　黄芩　知母　赤芍　甘草

以辛烈之猛，破肓原之伏，但恐津液愈耗，热结愈固，反致不救，疫病用此，极宜慎之。

通圣消毒散

荆芥　防风　连翘　薄荷　黄芩　山栀　芒硝　大黄　麻

黄　石膏　甘草　滑石　桔梗　牛蒡　川芎　当归　白芷

竹叶石膏汤

竹叶　石膏　人参　麦冬　半夏　粳米　甘草

治疫邪盘踞，胃津日耗，渴饮烦躁。用药以辛甘凉润为主。

竹茹汤

竹茹　芦根　麦冬　枇杷叶

仲淳主胸中烦热，阳明欲呕之治。

栀豉汤

栀子　豆豉

邪在上焦则吐之，此为吐剂圣药。

茵陈蒿汤

茵陈蒿　栀子　大黄

治疫病瘀热发黄，大小便秘，亟宜化浊为清，凉解气分之毒。

竹叶地黄汤

竹叶　鲜生地　细生地　犀角　元参　连翘　麦冬　生草

疫邪闭塞孔窍，昏厥，以牛黄、至宝芳香利窍，神清以后清凉血分宜此。

黑膏

生地　豆豉

治温毒发斑，呕逆。

紫雪

黄金　寒[①]水石　石膏　滑石　磁石　硝石　朴硝　羚羊

① 寒：刻本作“塞”，据石印本改。

角　犀角　元参　朱砂　升麻　麝香　公丁香　沉香　木香　甘草

治温毒发斑，烦躁。

万氏牛黄清心丸

牛黄　朱砂　黄连　黄芩　山栀　郁金

至宝丹

金箔　银箔　犀角　玳瑁　朱砂　水安息　琥珀　牛黄　雄黄　龙脑　麝香

《拔萃》犀角地黄汤

犀角　生地　大黄　黄连　黄芩

治温毒发斑，紫黑，热滞血分。

黄连阿胶汤

黄连　阿胶　黄芩　芍药　鸡子黄

疫邪暗耗津液，阴气先伤，心中烦，不得卧。所谓里热当祛之，内燥当滋之是也。然滋之而即得其润，祛之而适涤其热，非善治者不至此。

复脉汤

炙草　人参　生地　阿胶　麦冬　桂枝　麻仁　生姜　大枣

如其人肾阴不足，液涸风动，邪乘虚陷，此方去姜、桂，加北沙参、甘蔗浆，以保下泉之竭。

三才汤

人参　熟地　天冬

精气内亏，疫邪外感，则正虚邪实，欲攻其外，必顾其内，宜用此以救垂绝之元阴。

升麻鳖甲汤

升麻　鳖甲　蜀椒　当归　甘草　雄黄

治阳毒阴毒，用辛温升散以发蕴热之毒，用甘润咸寒以安侵扰之阴。其蜀椒、雄黄，阳毒用之者，以阳从阳，欲其速散；阴毒去之者，恐阴不可劫，而阴气反受损也。

阳毒升麻汤

升麻　犀角　人参　射干　黄芩　甘草

治阳毒发斑，狂躁，下利，咽喉肿痛。非汗、吐、下后不用参。

漏芦汤

漏芦　大黄　芒硝　甘草　连翘　牛蒡　升麻　黄芩　元参　板蓝根

治时疫疙瘩，头面洪肿，咽喉堵塞，水药不下，一切危恶疫毒。

《千金》黑奴丸

大黄　芒硝　釜底煤　梁上尘　灶突墨　麻黄　黄芩　小麦奴

炼蜜丸，弹子大，新汲水化服。不定，再服半丸。饮水尽，足当发寒，寒已汗出乃瘥。未汗，再服半丸。不大渴者，不可与。

治阳毒发斑，发狂烦躁，大渴倍常。

真珠[①]散

真珠　琥珀　寒水石　朱砂　大黄　甘草　铁粉　花粉　马牙硝

---

① 真珠：即珍珠。

为细末，每服一钱，竹叶汤下。

治热毒上攻，心胸烦闷，口干舌燥，精神闷乱，坐卧不安。

碧雪

青黛　马牙硝　芒硝　朴硝　硝石　石膏　甘草　寒水石

将甘草煎汤二升，去渣，却入诸药再煎，柳木不住手搅，令消溶，却入青黛，和匀，倾入砂盆内，候凝成雪，研为细末。每用少许，含化咽津。如喉闭壅塞，不能吞咽，以小竹筒吹药入喉中，即愈。

治天行时热，发狂昏愦，心中烦躁，口舌疮烂，咽闭壅塞。

神犀丹

犀角　生地　元参　紫草　黄芩　板蓝根　金汁　连翘　豆豉　银花　花粉　石菖蒲

即以生地、豆豉煎黑，同金汁捣成丸，每丸三钱。

治温疫旬日不解，神昏谵语，斑疹，舌色焦紫圆硬，唇紫齿燥，津液枯涸。

黄连犀角汤

黄连　犀角　乌梅　木香

治狐惑。

黄连龙骨汤

黄连　龙骨　黄芩　赤芍

治腹痛咽痛，体热烦苦。

二黄汤

黄连　黄芩　甘草

治大头瘟。

甘露丹

滑石　杏仁　川贝　黄芩　射干　白蔻仁　连翘　薄荷　茵陈　藿香　木通　石菖蒲

神曲为丸，用青蒿草、苍耳草、野蓼草打汁，又赤豆一升煮熟，打烂，拌神曲丸。每丸三钱。

治瘟疫四五日不解，舌转黄色，或舌心焦干，或目黄丹疹，胸满泄泻。

温毒病论终

附二　女科歌诀

清·邵登瀛　辑

目 录

附二 女科歌诀

序

古人云：宁治十男子，莫治一妇女。明乎！调经胎产见证百出也。女科成书林立，奈简而阙略者有之，繁而蒙混者有之。不失诸偏，即失诸奥。我曾祖搜罗女科诸书，恐学者之难于记诵也，因编为歌诀，为初学指引入门。非敢曰知其要者，一言而终，所赖举一返三者，好古敏求，随所指而进步焉。是即先人所厚望也夫。

曾孙炳扬谨识

卷之一　经水

妇人之病，与男子同，月经胎产，方论不共（不同也）。

所谓经血，心主脾生，冲为血海，灌溉诸经。

经络之余，是为月候，三旬一见，调准无咎。

过期为虚，四物参芪，略加桃红，引用相宜。

不及期来，乃属血热，四物芩连，清热养血。

将行作痛，郁滞不通，四物延牡，青附桃红。

行后作痛，血虚宜补，八物汤中，延胡入剂。

紫色属热，淡色属痰，治痰治热，须以脉参（洪数为热，滑大为痰）。

经凝作痛，新旧相搏，血室停寒，宜温经药。

淋沥不断，断后复来，或为涩滞，桃仁散该。

脐腹作痛，癥瘕寒疝，消息虚实，大延胡散。

五色相杂，注下不时，冷痛日久，伏龙肝宜。

邪客经凝，血化为水，泛滥为肿，调营分理。

火载血上，错经迷方，为吐为衄，犀角地黄。

入于大肠，犹如血痢，去瘀生新，桃仁承气。

血虚潮热，经候不调，腰脐胀满，乃用逍遥。

伤寒发热，适逢经至，热入血室，或行或止，
昼则明了，夜则谵语，四物小柴，二方合之，
甚则玉烛，下之亦宜。

师尼寡妇，独阴无阳，欲愿不遂，火动不常。

阴阳交争，乍寒乍热，绝似温疟，久成劳怯。

经事不调，白淫杂下，头眩膈满，肢瘦力疲，
肝脉独弦，出于寸口，是为阴盛，治随脉候。

四物汤

归入心脾地入肾，芍入肝脾敛阴分，
芎能通行血中气，最治血家百种病。

血药主方，调经随症加减。

八物汤

八物汤名即八珍，就于四物配参苓，
术焦草灸同相用，气血兼疗最有灵。

温经汤

温经归芍牡川芎，参桂莪甘牛膝同，
血室凝寒新旧搏，绕脐气滞痛难通。

治经水不通，绕脐寒疝痛甚，及寒客血室，血滞不行，新旧相搏作痛。

桃仁散

桃仁散桂半参丹，四物蒲甘漆泽兰，
经断复来来复断，腹疼血滞服之安。

治月水不调，或淋沥不断，断而复来，血滞作痛。

大延胡散

大延胡散朴槟黄，赤芍芎归橘木香，
蓬棱桂楝苓甘草，癥瘕攻冲痛莫当。

治腹中满痛，或癥瘕痞块，血气攻痛。

伏龙肝散

伏龙肝散芍归芎，赤脂甘艾桂姜冬，

冲任脉虚经色杂，腰脐腹痛冷攻冲。

治劳病冲任脉虚，经血不时注下，或如豆汁，五色相杂，腰腹冷痛。

调营汤

调营十七桂延蓬，赤芍归芎赤茯同，

辛草桑皮芷陈腹，槟葶瞿麦大黄攻。

治瘀血留滞，血化为水，四肢浮肿，皮肉赤纹。

犀角地黄汤

犀角地黄芍牡丹，吐如潮涌衄如湍，

若逢蓄血色应黑，审症投之即见安。

治经水不调，火载血升，为吐为衄。

桃仁承气汤

桃仁承气用硝黄，攻血通阴入大肠，

益以牡丹归尾芍，妇人腹痛定安康。

治经水不调，血被火搏，渗入大肠，有如血痢，肚腹作痛，用此主之。

逍遥散

逍遥白术芍归苓，薄荷柴甘七味灵，

室女童男潮晡热，调经除热最为神。

治血虚烦热及潮热往来，月水不调，脐腹作痛。加味用山栀、丹皮。

小柴胡汤

小柴胡汤参夏草，更有黄芩加姜枣，
和解方中推第一，少阳百病奏奇效。

治妇人伤寒及劳役发热，适遇经行，致热入血室。其血或闭或不止，寒热往来，昼则明了，夜则谵语，用小柴胡汤合四物汤服之。

玉烛散

白芍芎归并地黄，硝黄甘草配相当，
调胃承气合四物，两方合用莫遗忘。

治经闭发热，六腑闭结。

卷之一经水终

卷之二　经闭

二阳之病，发于心脾，不得隐曲，女子不月。

月事不来，胞脉闭也，胞脉属心，不下通也。

是知经血，责在心脾，通其闭塞，各有所宜。

七情所伤，抑遏停结，越鞠丸子，疏其郁结。

躯脂满闭，经道闭塞，导痰汤者，通其经隧。

脾虚少食，羸瘦潮热，用宜逍遥，可使热撤[1]。

中消胃热，血液不生，先清胃热，白虎人参。

血滞作痛，红花当归，经闭腹满，玉烛无违。

血海虚冷，温经是已，气滞不通，分心理气。

有等女人，性执愚鲁，脉道不通，经事向阻，

难以药攻，戒勿过与。

越鞠丸

越鞠丸神香附子，川芎苍术炒山栀，

六般郁结须当用，气畅胸舒痞自除。

治七情郁结，经水不行。

导痰汤

导痰原用二陈汤，枳实南星并一方，

不独化痰兼利气，脂充经滞服之康。

治脂满经滞。

① 撤：原作“徹”，据文义改。下同。

逍遥散

方见经水门。

治潮热血少。

白虎汤

白虎汤用石膏煨，知母甘草粳米陪，

亦有加入人参者，中消胃热舌生苔。

治中消血干。

红花散

红花当归散牛膝，桂枝甘同芍药赤，

紫葳苏木寄奴兼，以此服之攻血积。

治经血闭滞。

玉烛散

方见经水门。

治经闭腹痛。

温经汤

方见经水门。

治血海寒冷，经血凝滞。

分心气饮

分心气饮紫苏君，赤芍羌通及二陈，

大腹青皮桑白炒，好将官桂善调停。

治气滞不散，经脉不行。

卷之二经闭终

卷之三　崩漏

暴下为崩，淋沥为漏，病有旧新，治分先后。
冲任虚损，复为劳伤，不能约制，血下时常。
元气不足，益胃升阳，血脱补气，古法殊良。
肾水有亏，不能固守，包络火动，血崩而走。
阳搏阴虚，即为此候，凉血地黄，奇功屡奏。
有因阳脱，阴火亦亡，命门下陷，举经升阳。
有因虚损，淋沥不常，脐腹疼痛，须胶艾汤。
四物荆穗，止血有功。四君干姜，温胃宜宗。
樗白皮散，亦能止血，血下无度，用之拦截。
经脉错乱，不循故道，三日不已，便有积瘀。
凝成窠臼，勿可涩住，止中带行，庶几不误。
寒凉之味，亦戒多投，脾胃受伤，厥疾不瘳。
大抵此症，脾胃虚甚，胃虚不升，脾虚不运，
脱漏下流，诚为至论。
升补温中，古人之训。补中益气，炮以干姜。
阳病治阴，阴病治阳，定其血气，各守其乡。

益胃升阳汤

益胃升阳阳生阴，补中益气曲黄芩，
血脱何如先补气，阳生阴长古传今。

治妇人血崩不已，用此以助升阳之气，此血脱补气之法也。

凉血地黄汤

凉血地黄十七家，芎归羌细蔓升柴，
荆防藁本同甘草，芩连知柏及红花。

治血崩不止，肾水虚而不能约制者。

升阳举经汤

升阳举经柴藁本，参芪术芍芎归等，
甘防羌独地桃红，桂附细辛十八并。

治经血不止，右尺脉虚，是气血俱脱，大寒之症。轻手数疾，举指弦紧或涩，皆阳脱之症，阴火亦亡。热症见于口鼻或渴，此阴燥阳欲先去也。法当升温，以补命门之火。

胶艾汤

胶艾汤传自古昔，四物加甘共七味，
当归水酒一同煎，专治下血与淋沥。

治劳伤血气，月经过多，淋沥不已，腹中疼痛。

四物汤

方见经水门。

加荆芥穗，可止血。

四君子汤

四君参术苓甘草，补气调中最妙方，
假使脾虚致下血，炮姜加入服之良。

脾胃虚寒，下血不已，加炮姜温之。

樗白皮散

樗白皮散生熟地，归头白芍川芎辈，

地榆芩艾伏龙肝，十味水煎加醋匕。

治崩漏不止，血下无度。

补中益气汤

补中益气倍参芪，归术柴升草橘皮，

胃弱血虚元气脱，扶元升举莫教迟。

治脾胃久虚，血脱下行。用此升提胃气，其血自止。

卷之三崩漏终

卷之四　赤白带

原夫带脉，起于季胁，冲任之经，皆络带脉。
今者冲任，或蓄余血，湿热郁久，乃成浊血，
秽滑稠黏，为赤为白，行于带分，绵绵不绝。
头目昏眩，口苦舌干，小便黄涩，大便亦难，
带下有此，皆以热看。
二陈苍柏，赤白主之，芎星芍药，香附樗皮，
或有兼症，加减随宜。
亦因痰积，下渗所致，二陈苍白，升柴之类。
瘦人患此，多属血热，用济阴丹，可使热撤。
肥人患此，多是湿痰，行痰蠲热，宜小胃丹。
虚人患此，日久不息，肌瘦潮热，倦怠无力，
腰脊酸痛，小便淋漓，人参黄芪，加味四物。
其有白淫，下如精状，所愿不得，相火之妄，
滋阴降火，补益为当。
其有白浊，下如米泔，亦是湿热，或兼有痰，
二陈苍白，五苓相参。
有如黄浆，或如血水，不时下流，莫之能止。
盖以冲脉，经脉之海，主渗溪谷，与阳明会。
阳明为长，并属带脉，今则胃虚，不能化理。
冲脉失养，不为传注，蓄为秽水，妄下不已。
益胃升阳，专补胃气，胃气一振，病斯愈矣。

二陈汤

二陈苓夏草陈皮，痰在周身最合宜，
赤白带淋因湿热，并加苍柏莫教迟。

治赤白带，加苍术、黄柏主之。随症加减。

魏君元济阴丹

荞麦将来为细粉，只调鸡子清成丸，
空心服丸三五十，带淋血热亦相安。

治赤白带下。

小胃丹

芫花大戟并甘遂，大黄黄柏相为配，
粥丸黍大量人施，实者宜投虚者碍。

治湿痰渗下，以致白带连绵不已。

人参黄芪汤

人参黄芪汤八物，鹿角车前同地骨，
专医带下气血虚，面黄潮热肢无力。

治久患带下，面黄瘦削，潮热无力，气血两虚者宜用。

加味四物汤

加味四物贝樗皮，黄柏炮姜甘草随，
血虚久带堪施用，杂症相兼加减宜。

治血虚带下不已。肥者，加二术、半夏。赤者，加条芩、荆芥穗。气虚，加参、芪。

滋阴降火汤

滋阴降火古方奇，四物汤加柏与知，

天麦二冬加远志，术焦草炙共陈皮。

治肾虚相火妄动，时下白淫。

五苓散

五苓散用能行湿，泽泻猪苓茯与术，

肉桂为之酌量加，须知利水兼清热。

治湿热下迫，或下如米泔，用此方合二陈汤，加苍术、白术服之。

益胃升阳汤

方见崩漏门。

治冲任虚损，胃气下陷，致秽水下流，用此升提胃气。

卷之四赤白带终

卷之五　胎妊

女子二七，天癸始至，月事时下，乃能有子。
冲为血海，任主胞胎，经调血足，孕可成哉。
胎妊之成，阴阳之理。
阴精先至，阳精后冲，阴开裹阳，男形成矣。
阳精先至，阴精后参，阳开裹阴，女形成矣。
阴阳均至，非男非女，两精散分，为两为三。
妊妇之病，为症不一，呕吐恶心，胸满痞塞，
时或发热，气不足息，喜欢饵果，不甘谷食，
怠惰嗜卧，四肢无力。
凡此之类，宜乎辨识，用药精详，不可轻率。
怀胎恶阻，呕吐不时，恶闻食气，人参橘皮。
怀胎浮肿，气闷喘息，胎水泛滥，全生白术。
小便带涩，闷乱烦心，膀胱蓄热，是为子淋，
子淋散服，其效如神。
膈聚痰饮，躁闷不安，体热呕恶，是为子烦，
麦门冬饮，治疗何难。
妊妇卒倒，是为子痫，涎流口噤，手足拘挛，
羚羊角散，可使之安。
妊妇下血，是为胎漏，冲任脉虚，故为下凑，
芎归艾胶，用之不谬。
有因体弱，起居失宜，胎动不安，安胎饮之。
有为子悬，心腹满痛，胎上逼胸，达生散用。

清热养血，必用黄芩。安胎补脾，勿离白术。
顺气止痛，加以砂仁。补肾固胎，尤宜杜仲。
妊娠至药，大纲如斯，设有他疾，别门参之。
偶因跌仆，伤动胎儿，血下作痛，昏绝欲危，
宜用佛手，频进服之，胎安痛止，胎损即离。
胎产危症，欲辨生死，面以候母，舌以候子。
面赤舌冷，舌下脉青，其胎已死，其母得生。
舌赤面青，或兼沫出，其子得生，其母必卒。
面青舌冷，沫出不收，唇口俱黑，胎母皆休。

人参橘皮汤

人参橘皮汤八味，白术云苓厚朴比，
竹茹甘草麦门冬，加入生姜理胎气。
治怀胎恶阻，饮食不入，呕吐痰水。

全生白术散

全生白术茯苓参，大腹陈皮甘草并，
佐以姜皮共七味，怀胎肢肿服之平。
治子肿，胎水泛滥。

子淋散

子淋散用麦门冬，大腹苓甘与木通，
竹叶再加唯六味，尿淋作痛奏奇功。
治妊娠小便淋涩作痛。

麦门冬饮

麦门冬饮赤茯神，寄生白芍与条芩，
旋复陈皮并甘草，地黄桔梗共人参。

治妊娠烦闷，虚躁吐逆，恶食多卧，百节疼痛。

羚羊角散

羚羊角散五茄皮，独活川芎杏与归，
薏苡茯神防甘草，木香酸枣子痫宜。

治妊娠头项强直，筋挛脉急，语言蹇涩，口吐痰涎，不时发搐，不省人事，名曰子痫。

芎归胶艾汤

芎归胶艾疗胎漏，芍地芪榆甘共凑，
姜枣加煎九味中，量投参术奇功奏。

治胎漏下血。

安胎饮

安胎饮可安胎住，四物陈皮甘草类，
人参白术柴苏芩，十味服之功乃倍。

治胎动不安。

达生散

达生八味紫苏陈，甘草人参大腹邻，
当归白芍川芎等，子悬作痛效如神。

治胎气上冲，心腹满痛，名子悬。

佛手散

佛手当归与抚芎，水煎候沸酒和冲，
损伤坐草皆宜用，胎殒催生立见功。

治伤动胎儿，下血作痛。

十月养胎

一月肝，二月胆，三月心包络，四月三焦，五月脾，六月胃，七月肺，八月人肠，九月肾，十月膀胱。

诸阴阳各养三十日，活儿。手太阳小肠、手少阴心主不养者，下主月水，上为乳汁，活儿养母。四时之令，始于春木，故养胎始于肝胆也。

药物禁忌

蚖斑水蛭及虻虫，乌头附子配天雄，
野葛水银并巴豆，牛膝薏苡与蜈蚣，
三棱芫花代赭麝，大戟蝉蜕黄雌雄，
牙硝芒硝牡丹桂，槐花牵牛皂角同，
半夏南星与通草，瞿麦干姜桃仁通，
硼砂干漆蟹爪甲，地胆茅根都失中。

卷之五胎妊终

卷之六　产后

所谓产后，大补为主，虽有杂症，以末治之。

主末二字，标本之义，率指为虚，失其原意。

尝观产病，瘀积为多，停食感冒，讵可补乎。

诊脉问病，深加详察，推陈致新，亦是补法。

产有难易，血有多少，辨症用药，运心之妙。

感冒风寒，寒热相间，恶露少行，头痛腹满，

五积交加，用时加减。

过伤饮食，胸膈不宽，身热血阻，呕气作酸，

葱白散子，增损其间。

阴血暴亡，阳无所附，浮散于外，发热无度，

四物汤中，炮姜加服。

寒凉伤胃，发热非常，阴寒在内，以隔其阳，

四君为主，肉桂干姜。

心腹痛疼，恶寒发热，按之痛甚，此有瘀血，

川芎当归，失笑允协。

血亡过甚，津液干枯，不得传送，大便艰难，

四物汤中，及麻仁丸。

败瘀不尽，迷乱心神，狂妄不正，言语无伦，

延胡琥珀，聚宝七珍。

气血暴虚，心脾无主，怔忡不安，不时惊悸，

益母安神，汤药兼与。

目暗头眩，有如风状，投清魂散，得以无恙。

瘀血入脾，呕恶欲吐，抵圣汤者，进之能愈。

产后蓐风，两睛直视，身硬反张，荆芥一味。

产后中风，口眼㖞斜，手足抽搐，续命煮佳。

五积交加散

交加散桔壳麻黄，芎归姜桂芷朴苍，

白芍二陈同和入，柴煎二味与参羌。

治产后风寒两感，恶露不通，身热头痛。

葱白散

葱白散用四物君，参苓姜桂术茴青，

麦芽朴面兼和壳，苦楝相搀及莪棱。

治产后恶露不行，心腹作痛，或感冒停食。

四物汤

方见经水门。

治产后暴下血，多亡阳发热，加炮姜、肉桂服。

四君子汤

方见崩漏门。

治产后寒凉伤胃，阳不得入，用此加干姜、肉桂。

当归川芎汤

当归川芎芍地黄，泽兰香附桃红牡，

延胡更复入青皮，水煮还加童便酒。

治产后瘀血停滞，按之痛甚，或发寒热。

失笑散

失笑二味五灵脂，蒲黄等分炒为宜，

三钱为末酒和服，血痛心迷莫用迟。

治产后心腹绞痛欲死，或血迷心窍，不省人事。

麻仁丸

麻仁丸用锦纹黄，佐以人参最妙方，

炼蜜为丸服三十，便通效验不寻常。

治产后去血过多，津液枯竭，不能大便。

延胡琥珀散

延胡琥珀十四味，四物蓬香桃与枳，

蒲黄没药桂丹皮，恶露攻心狂不已。

治产后恶露攻心，狂妄不已。

聚宝丹

聚宝丹中归琥珀，木通麝乳辰砂没，

酒和成锭酒摩服，败血攻冲奏奇绩。

治产后血气上攻作痛。

七珍散

七珍散治血攻迷，菖蒲辛防芎地随，

更用人参朱砂入，汤煎薄荷最为宜。

治产后血迷心窍，昏乱狂言。

益母济阴丹

益母济阴丹一味，阴干勿使犯铁器，

捣摩蜜炼却成丸，胎产诸般病自愈。

治胎产一十九症。

朱砂安神丸

朱砂安神用生地，甘草归连共五味，

血虚盗汗自相宜，更治怔忡与惊悸。

治产后血晕惊悸。

清魂散

清魂散君荆芥穗，泽兰川芎参草配，

产中昏晕不知人，目眩头旋皆可治。

治产后血晕不知人。

抵圣汤

抵圣清魂大略同，参陈甘草泽兰从，

荆芥除之更半夏，五样加姜除呕功。

治产后瘀血入脾，呕恶欲吐。

荆芥散

荆芥穗炒黑成研，再加童便效如神，

蓐风瘛疭由新感，崩下头眩最有灵。

治产后偶冒风寒，发热头痛，两目直视，手足瘛疭，名曰蓐风。

续命煮煎

续命煮煎四物参，荆羌桂草葛根辛，

半夏防风兼远志，中风血少力通神。

治产后中风口噤，半身不遂。

卷之六产后终

附三　经验方

清·邵炳扬　辑

目 录

烂喉痧

道光己酉，阳明燥金司天，少阴君火在泉。春仲，民病时行。初起，咳嗽气痞，二三日，发有痔痧，咽喉肿痛，甚至口舌糜腐，痰壅气喘，终为肺闭而死。予从山东程司马处，得异功散方，如法用之，提出一泡，以透邪毒，颇为神效。并仿普济饮、鼠粘子汤各法，加入干浮萍、人中黄服之，病始退。或愈后，阳明邪实，咳嗽不已，再以清金法调之，旬日乃痊。

异功散

斑蝥四钱，米炒，去米　全蝎六分　血竭六分　元参六分　乳香六分　没药六分　麝香三分　冰片三分

上药共为细末，收入瓷瓶。临用以膏药一张，纳药如黄豆大，左贴左，右贴右，在颈内，约半日即起泡，揭去膏药，银针挑穿，出水，以竹纸贴之，避风。孕妇忌贴。

普济消毒饮

黄连　黄芩　薄荷　连翘　柴胡　升麻　甘草　桔梗　元参　马勃　牛蒡　白芷　制蚕　板蓝根

鼠粘子汤

鼠粘子　防风　荆芥　甘草

转筋霍乱

转筋霍乱，古有是症，而道光辛巳为尤甚，投以向来治疫各方，不应。予见是症，初起即现吐泻转筋，而肢冷皮皱，眶陷音低，冷汗脉伏，半属阳气先亡之兆。乃制至宝回生丹贴脐上，而首以回阳法进，甚者投扁鹊玉壶丹而效。迨同治二三年，

避兵沪城，其症更甚，子发午死，午发子死，往往投热药而生。至于阳回后，变症不一，有化火液涸者，有昏陷口噤者，有作红白痢者，则宜转温剂为清剂，不得谓专用热药者效，亦不得谓专用凉药者效，互相讦讼也。因重刻是症治法，以质高明。

自制至宝回生丹

麝香三分　硫黄一钱，水豆腐制　丁香一钱　吴茱萸一钱　肉桂一钱　白胡椒一钱

上药研细，装瓶蜡封。每用二分二厘，葱汁沾湿，纳入脐中，以暖脐膏烘热盖贴，再用炒热麸皮布包熨腹。此药只可贴，不可吃。孕妇忌贴。

自制回阳救急散

附子四两　荜茇二两　吴茱萸一两二钱　桂枝三两　木香三两　良姜三两　公丁香二百只

上药共为细末。每服三钱，白汤调服。

此症切忌米饮汤、红灵丹、玉枢丹等味。

又揩①方

辣蓼草俗名水红花，半筋，捣烂　木瓜四两，切片　桂枝五钱　生姜三两

用黄酒二斤，加水煎滚，揩熨四肢麻木处。

又擦方

高粱烧酒四两　樟脑四钱

同燉烊，用生姜一大块切平，蘸擦四肢湾②。

① 揩（kāi开）：擦，抹。

② 四肢湾：指四肢弯曲处。

扁鹊玉壶丹

硫黄八两

玉壶，指人身而言。道书曰：金精满鼎气归根，玉液盈壶神入室。玄寿先生[①]曰：硫是矾之积，矾是铁之精，生于温泉，产于山旁，有水火既济之妙。本草治阴寒恶疾，不言治臓。今人用治命门火衰，阳气暴绝，却有神效。王晋三先生得异授制法，当宗之。

好硫黄八两，配真麻油八两。以硫打碎，入冷油内，燉炉上，炭火宜微勿烈。以桑条徐调，候硫溶尽，即倾入大水内，急撩去上面油水，其色如金。取缸底净硫，称见若干两，仍配香麻油若干两，照前火候，再溶再倾，连前共三转。第四转，用真棉花核油，配硫若干两，照前火候，再溶再倾，入大水内，急撩去上面油水，其色如绛。第五转，用肥皂四两，水中同煮六时。第六转，用皂荚四两，水中同煮六时，拔净制硫之油，撩去其水，其色如硫火之紫。第七转，用炉中炭灰，淋碱水制六时。第八转，用水豆腐制六时，拔净皂碱之性。第九转，用田字草捣汁（田字草，出水荒稻田中，其叶如田字，八九月采）和水制六时，临用研如飞面。凡净硫一两，配炒糯米粉二两，或水法，或湿捣，为丸。每服以硫三分为准，渐加至一钱，开水温送下。

附经验方终

① 玄寿先生：见于唐末李光玄撰《金液还丹百问诀》。

跋

是书吾师邵杏泉先生承先志而迪后学，同人咸奉为圭臬。己卯岁少泉妹丈宦游皖江，诸巨公赠序刊行，先睹为快。今春旋里，重加校核，以广流传，三复遗编，慨想师门，世泽之长，而哲人之思益深矣。

光绪庚寅夏受业鲍晟谨识

校注后记

《四时病机》十四卷，附《温毒病论》一卷、《女科歌诀》六卷、《经验方》一卷，清·邵登瀛（字步青）辑。此书为邵氏家传本，其中《经验方》是邵炳扬在其曾祖所辑之书基础上的补辑，篇幅极少，因此，又称为《邵氏医书三种》。

一、著者与成书

邵登瀛，字步青，清代吴门元和县（今江苏苏州吴县）人。据嘉庆二十年（1815）徐锦《温毒病论》序及其曾孙邵炳扬等人的序跋可知，邵登瀛是薛雪的高徒，为乾隆嘉庆间人。邵登瀛尊《内经》、仲景之旨，参酌喻嘉言、沈目南、周禹载等40余位先贤之说，旁集诸书，穷原竟委，并结合个人的心得体会和临床经验编著此书。邵氏家传，从邵登瀛，到邵鲁瞻、邵春泉、邵炳扬，再到邵景康、邵景尧，历经五世。因家乡遭变，藏书悉遭兵燹，此书险些湮没失传。咸丰十一年（1861），邵炳扬至沪城（今上海），从家族人处得到遗存的此书，遂命邵景康、邵景尧等儿辈重加考订，补其残缺。光绪五年（1879）前后，邵景尧在安徽任职少尉，邀请诸多知名人士赠序，并于光绪六年（1880）正式刊行。

《四时病机》十四卷，温病著作。卷一为《内经》论温热条文，附以诸家阐述；卷二为仲景论春温条文，附以诸家阐述；卷三为前贤论春温条文，附以己说；卷四、卷五为春温方论；卷六、卷七为湿温方论；卷八为湿病方论；卷九为暑症方论；卷十、卷十一为诸疟方论；卷十二为伏暑晚发方论；卷十三、卷十四为冬温方论。附《温毒病论》一卷，瘟疫专题的医论著作。书中详细论述了温毒发斑、温毒可下证，疫病成因、鉴别、命名及证治，后附常用方 61 首。又附《女科歌诀》六卷，妇科著作。卷一为经水，卷二为经闭，卷三为崩漏，卷四为赤白带，卷五为胎妊，卷六为产后。书中以歌诀方式论述妇科诸病，并附 61 首选方歌诀及主治。前三书署名“吴门邵登瀛步青辑，曾孙炳扬杏泉述，元孙景康、景尧谨校”。书末另附《经验方》一卷，署名“吴门邵炳扬杏泉辑，子景康、景尧谨校”，记载烂喉痧、转筋霍乱诸方 8 首。此书理论阐述与临床实践相结合，辨证精当，发挥旁通，易于习用，具有较好的学术价值和应用价值。

二、学术内容与特色

此书主体内容是以温病为主。《四时病机》十四卷，邵氏独取温、湿、暑、疟等症并附选方。书中对于温病的阐述旁征博引，如温热多采《内经》、喻嘉言、沈目南之论，春温多采张仲景、周禹载之论，湿温多采叶天士、喻嘉言之论，暑症多采《金匮要略》、王肯堂之论，疟疾多采《内经》、喻嘉言之论，冬温多采李东垣、周禹载之论。同时，书中亦有邵氏对于温病的独特见解，如关于“春温伏于少阴，发于少阳”的论述，邵氏认为“伏邪已注于经，由阴而出之阳”，乃肾阴虚证，故应以仲景复脉汤加减治之，以滋阴达邪。又如关于“冬温水亏例”的论述，邵氏认为“冬月过温，肾气不藏，感而成病”，并分别阐述了“素体阴亏”应以滋阴为急，治宜加减一阴煎等；“肾水将竭，真阳发露”应培阳益阴，治宜八味丸等；“表里两病”应表本兼顾，治宜葳蕤汤、加味理阴煎等。此外，邵氏还列举暑分阴阳、疟疾分经等辨治方法，均是基于其多年临症经验而提出的，对于指导临床大有裨益。

《温毒病论》一卷，邵氏鉴于冬温、春温、温疫、湿温四症盛行时常夹杂温毒一症，于是参考周禹载《温热暑疫全书》、吴又可《温疫论》，并旁搜诸家之说而成一家之言。清代医学家徐锦评价此书：较周禹载《温热暑疫全书》尤为精当，足以津逮后学。书中邵氏提出温毒乃感天地疠气，治以逐解为功；疫重战汗，根本在胃谷肾精等论断，对于当今疫病的中医药防治也有重要的借鉴价值。

《女科歌诀》六卷，邵氏鉴于女科书籍虽多，但或有失诸偏，或有失诸奥，于是搜罗诸书，编为歌诀，便于初学者记诵，指引入门。书中经、带、胎、产诸证俱全，多以四字韵语写成，论述简明扼要。选辑诸病应用方多为经典方，切于实用。

《经验方》一卷，为邵登瀛曾孙邵炳扬所辑。邵炳扬亦为江南名医，在继承邵氏家学的基础上，结合个人的临症体会，列举了治疗烂喉痧、转筋霍乱的经验方，具有一定的临床参考价值。

三、版本传承情况

有关《四时病机》的版本，诸本工具书记载繁杂。如《中国中医古籍总目》载有10个版本，分别为：①清同治三年甲子（1864）刻本。②清光绪四年戊寅（1878）刻本。③清光绪五年己卯（1879）刻本。④清光绪六年庚辰（1880）刻本。⑤清光绪十六年庚寅（1890）刻本。⑥清宣统元年己酉（1909）上海文瑞楼石印本。⑦清宣统元年己酉（1909）江南医学会石印本。⑧清刻本。⑨清抄本。⑩石印本。《中国医籍大辞典》载有3个版本，分别为：清同治三年（1864）刻本、清光绪六年（1880）吴门邵氏刻本、清宣统元年（1909）上海文瑞楼石印本等。《中国医籍通考》载有8个版本，分别为《邵氏医书三种》、清同治三年甲子（1864）刻本、清光绪四年戊寅（1878）印本、清光绪五年己卯（1979）刊本、清光绪六年庚辰（1880）刻本、清宣统元年己酉（1909）江南医学公会校正石印本、清刻本和旧精抄本。

通过对此书16个序跋（刻本《四时病机》12个序跋、《温毒病论》2个序、《女科歌诀》1个序，抄本1个序）的查阅与多个图书馆所藏原书的对比可知，上述繁杂的版本记载多为依据不同序跋落款时间而导致的著录差异。系统梳理此书版本，分为3个系统。一是刻本系统，主要包括清光绪六年（1880）震泽庄元植署刻本（藏于国家图书馆、中山大学图书馆等）、清光绪六年（1880）震泽庄元植署刻光绪十六年（1890）印本（藏于中国中医科学院图书馆等）。清同治三年甲子（1864）刻本、清光绪四年戊寅（1878）刻本、清光绪五年己卯（1879）刻本均应为清光绪六年（1880）震泽庄元植署刻本。清光绪十六年庚寅（1890）刻本是在清光绪六年（1880）震泽庄元植署刻本基础上的重印本。二是石印本系统，主要包括清宣统元年（1909）江南医学公会校正上海文瑞楼石印本（藏于中国中医科学院图书馆等）。中国中医科学院图书馆藏有两部石印本，扉页均题宣统元年，正文版式一致，仅极个别处有差异（如一部同刻本作"五十余剂"，一部作"二十余剂"）。三是抄本系统，包括清咸丰十一年（1861）邵炳扬序抄本（藏于内蒙古医科大学图书馆等）及其他抄本（藏于上海中医药大学图书馆等）。内蒙古医科大学图书馆藏抄本题书名《四时病论》。因未能查阅获取全部馆的原书情况，只著录清刻本、石印本和抄本的版本，尚不能确定均可合并归入上述明确刊行时间的刻本和石印本中，各个抄本的时间也并不能完全确定。

本次整理主要以序跋内容完备、版刻清晰完好的清光绪六年（1880）震泽庄元植署刻光绪十六年（1890）印本为底本，以清宣统元年（1909）江南医学公会校正上海文瑞楼石印本为校本进行校勘。中国中医科学院图书馆藏清光绪六年（1880）震泽庄元植署刻光绪十六年（1890）印本，此版半叶10行，每行21字，左右双边，白口，单鱼尾，框高18厘米，宽13.1厘米。